OHSAMA BUNKO

おいしく食べて「やせる！　みそ汁」

小島美和子

三笠書房

はじめに

「みそ汁パワー」で、面白いようにスリムに、もっと元気に！

今、「みそ汁」のよさが改めて見直されています。健康的でカンタンに作れ、おかずにもなって重宝……。そして、もっとうれしいことは、

やせたい、キレイになりたい――

という**願いもかなえてくれる**のです。

「えっ⁉ それなら、誰もがもっとスリムなはずなのに？」と疑問に思われたかもしれません。それは、いつもの「わかめのみそ汁」や「豆腐のみそ汁」では、ただの「汁物」になってしまって、「食べてやせる」につながらないからだったのです。

それを、たとえば「たら」と「白菜」と「えのき」のみそ汁に。この肉や魚などの

たんぱく質＋野菜、きのこ、海藻のビタミンや食物繊維の「やせる黄金の組み合わせ」にすることで、**みそ汁は「他のおかずなしでやせられるスーパーメニュー」に生まれ変わります**。

この「やせる！　みそ汁」で、

・腸内環境がよくなって**お腹からスリムに！**
・パワーがチャージされてよく動けるので、**代謝が上がってグングン脂肪が燃える！**
・全身にエネルギーが行き渡って、**疲れも冷えも消え、肌もキレイに！**

といいことずくめ。

今までの「何かをガマンする」ダイエットではなく、おいしく食べて「やせる！　みそ汁」で体に必要な栄養素がバランスよくとれるので、健康的に体が引き締まっていくのです。

私が管理栄養士・健康運動指導士として、みなさんにお伝えしているのは、食事をしっかりとってベスト体調＆ベスト体重をつくる「食コンディショニング®」。医師や保健師、管理栄養士、健康経営を率先して進めている企業の経営者や担当者、教師の方々向けのセミナー、また市民講座などで、お話しする機会も多くあります。

そのときに実感するのは、飽食の時代なのに、エネルギーや栄養素が不足し、体も気持ちも余力のない状態ですごしている人がたくさんいること。

そのために、疲れやすかったり、体が動かないので太ってしまったり……と、その人本来のパフォーマンスが発揮できていないのです。

これはもったいない！

引き締まった体で、元気に思う存分やりたいことができる。そんな第一歩を、身近な「やせる！ みそ汁」で踏み出してみませんか。

小島美和子

もくじ

1章

「えっ、みそ汁で!?」それができるのです

一番気になる脂肪を燃やす〈1週間プログラム〉

2章

たとえば「たら《たんぱく質》」と「白菜《ビタミン》」と「えのき《きのこ類》」――この黄金の組み合わせ

体の中からイキイキしてやせる

3章 忙しい人も太りやすい人も……びっくりするほど体が軽く！
「スリムになると、冷えも疲れも消えていきました」

4章

カラー版 とっておきのレシピ18品

簡単でおいしく、おかずなしで大満足！

5章

このちょっとした「ひと工夫」でいいことがたくさん！

よく聞かれる質問にお答えします

1章

「えっ、みそ汁で!?」それができるのです

一番気になる脂肪を燃やす〈1週間プログラム〉

「おかずになるみそ汁」は最高のダイエット食

おいしく食べるだけで、健康的にスリムになれる——。

こんな願いをかなえてくれるのが、本書の「やせる！ みそ汁」です。

「食べてやせる」なんてムリなのでは？ と思われるかもしれません。

「食べる量を減らす」のも、ひとつの方法ですが、ただ減らすだけでは健康的にキレイにやせられません。

それは、食べる量を減らしたために消費できるはずのエネルギーが減り、必要な栄養も足りなくなって、代謝が下がってしまうのが原因です。

のちほどくわしくご説明しますが、これをたとえていえば、飛行機が低空飛行に陥っている状態です。

いい燃料がしっかり補給されれば、エンジンも全開で大空を自在に飛び回れるはず。しかし、燃料不足なので、離陸しても高く飛び上がれず、すぐに着陸してしまうありさま。エンジンの働きが悪く、燃料の燃え残りも生じているのです。

食べたいものを一所懸命にガマンしてダイエットに励んでも、なんだか元気がなくて、体重が減らないどころか、体脂肪が増えてしまう人が多いのも当然なのです。

そんな悩みを根本的に解決するのが、「食べてやせる」方法です。

代謝が上がる食べ方をすることで、食べても太らず、元気に動けるので、体脂肪も燃えて体が引き締まり、その人に本来見合った健康的な体重に近づいていくのです。

そんな理想に簡単に近づけるのが、「おかずになるみそ汁」。

みそ汁を食べると、なんだか体がポカポカしてきませんか。それは、代謝が上がっているサインです。そのふだん食べているみそ汁の具にちょっとひと工夫。

そうすることで、より代謝が上がり、体脂肪が燃えやすく元気がわいてくる「やせる！ みそ汁」に生まれ変わるのです。

いつもの具の「組み合わせ」を変えるだけ

「健康的にキレイにやせる」ために、なぜみそ汁がいいのでしょうか。コツがあります。

それは、本書の「やせる！　みそ汁」なら、具だくさんで主菜と副菜のおかずも兼ねているので、**カロリー控えめでも栄養素は十分とれるようになっているから。**

みそ汁に主食のごはんを添えるだけで、主食・主菜・副菜がそろうのです。

「具だくさん」の中味は、基本的に次の**3つの食材を**「**組み合わせる**」だけです。

① たんぱく質食品（肉、魚介類、卵、大豆、豆腐・豆乳・納豆などの大豆製品、乳製品）

②　**野菜**（ねぎ、にんじん、ブロッコリー、かぼちゃ、小松菜、にら、大根など。緑黄色野菜を1種類以上入れる）

＋

③　**きのこ**（しめじ、えのき、まいたけ、しいたけ、なめこなど）

または

海藻（わかめ、もずくなど）

①が主菜の食材、②と③が副菜の食材となるこの組み合わせで代謝は上がります。カロリーや脂質を控えめにしながらも、私たちの体をつくる大切な栄養素のたんぱく質や、代謝を上げるビタミンやミネラル、体の中をスッキリさせてくれる食物繊維をしっかりとることができます。だから、「食べてやせる」が実現できるのです。

そして、ごはんとみそ汁だけでいいので、食事の準備も食器の後片づけもグンとラクになっていいですね。

「1週間」で体は変わり始めます

まずは1週間、試してみてください——。

「やせる！　みそ汁」は、1週間続けてみると、体の変化を感じてくるからです。

そして、多くの人の生活パターンは1週間サイクルで決まっているため、最初の1週間できると、そのあとも自然に続けやすいというメリットもあります。

本書でも、**1週間でムリなく効果を体感できるように、**「1週間プログラム」から始めます（24ページ参照）。

早い人は、3〜4日目あたりから、

・お腹まわりがスッキリする
・フェイスラインがシャープになる
・体が軽く感じる
・気持ちが前向きになる……

など、うれしい変化を実感できることでしょう。

そして、何かと忙しい人のために、みそ汁を作るのは1週間のうちの3日だけにして、翌日はそれを温めて食べればいいようにしました。

しかも、休日からスタートして、その1日目は食材やだしを用意する準備にあてるので、実際にみそ汁を作る2日目以降は、手間も時間もかかりません。

多くの方が1週間試してみると「これならできそう!」と自信がついて、少しずつ体が変わっていくことに気づき、その後も楽しく続けていけるのです。

朝に食べるといい人、夜に食べるといい人

「やせる！　みそ汁」をより効果的にするために、大事なポイントがあります。それは、「いつ食べるか」ということ。

「みそ汁を食べるのって夜だけだけど……」という方も多いと思いますが、たとえみそ汁1杯でも、時間によって体への影響は変わってくるからです。

具体的には、「朝にみそ汁を食べたほうがスリムになって体調がよくなる人」と、「夜にみそ汁を食べたほうがお腹からスッキリやせやすい人」の2タイプの人がいるのです。

自分がどちらのタイプかは、チェックシート（22〜23ページ参照）で確認していきます。

これからご紹介する「1週間プログラム」は、それぞれのタイプに応じて、「朝みそ汁」**1週間プログラム**と「**夜みそ汁**」**1週間プログラム**があります。みそ汁を食べるのは、1日1杯です。

朝か夜を、「自分のタイプに合ったみそ汁＋ごはん」の食事にするだけ。昼食と、もう1食はふだん通りに食べて大丈夫です。

それでは、「朝みそ汁」にするのがいいか、「夜みそ汁」か決めていきましょう！

チェックシートで自分がどちらにあてはまるか、チェックしてみてください。

チェックが多いほうが、今のあなたにピッタリの「やせる！ みそ汁」になります。

morning

朝みそ汁を食べるほうがスリムになる人

□それほど食べていないのに
　体重が減らない、または太る。

□体が冷える。

□メイクのノリが悪い。

□便秘気味。

□午前中は調子が出ない。

□午前中におやつを食べる。

□昼食後に眠くなる。

□運動をする習慣がない。

□夜は料理をする余裕がない。

evening

夜 みそ汁を食べるほうがスリムになる人

- □年々体重が増えている。
- □朝の目覚めが悪い。
- □むくみやすい。
- □朝、排便がない。
- □夕食時間が遅い。
- □夜、つい食べすぎてしまう。
- □夜はお酒を飲む日が多い。
- □中性脂肪値や血糖値が高め。
- □朝は料理をする余裕がない。

「やせる！ みそ汁」プログラムの3つのポイント

自分に合うのが「朝みそ汁」か「夜みそ汁」かわかったところで、「1週間プログラム」を始める前に大切なルールがあります。朝と夜、どちらにも共通するものです。

① **休日からスタート**。その日（1日目）は準備の日に。買い物・だしをとる（64ページ参照）・ごはんを炊《た》いて小分けにする（「朝みそ汁」と「夜みそ汁」では、ごはんの種類が異なります／31・49ページ参照）。

② **2日目・4日目・6日目（1日おきです）に、それぞれ2食分のみそ汁を作る**（残りの1食分のみそ汁は冷蔵庫で保存し、それぞれ3日目・5日目・7日目の

同じ時間帯に、温め直してごはんと一緒に食べる)。

③ 軽く体を動かす「プチトレ」をする(とっても簡単です!)。

わずか1週間でも、「いつ食べるか」という食事のリズムを整えることで、変化を実感できます。「1週間、とにかく試してみる」ことが大事です。

チェックシートの項目で、朝と夜に同じくらいチェックが入る、迷う、という人は「朝みそ汁」1週間プログラムをおすすめします。両方やってみたい人は「朝みそ汁」1週間プログラムから始めてください。

◎「朝みそ汁」1週間プログラムの人↓26ページへ
◎「夜みそ汁」1週間プログラムの人↓46ページへ

朝のみそ汁――お腹まわりがスッキリ！

「朝を変えれば人生が変わる！」

こんなふうにいわれることがありますが、しっかり食べてちゃんとやせる「食べやせ」を実現するためにも朝はとても大事な時間です。

「朝みそ汁＋ごはん」で1日をスタートさせると、こんなにたくさんのメリットがあります。

1 〝代謝スイッチ〟が入り、「太りにくい体」に

朝食に、みそ汁のみそや具材でたんぱく質をとると、体を目覚めさせる「体内時計」のスイッチが入り、代謝が上がり始めます。そのため、朝から元気に動くことが

でき、1日を通して消費カロリーもアップ。「朝みそ汁」は、代謝のスイッチを入れ、自然に「太りにくい体」にしてくれるのです。

大事なのは、**起きてから1時間以内に食べること**。

起きて目から光が入ると、脳にある「体内時計」のメインスイッチが入ります。そこから近い1時間以内に朝食をとることで、全身にある「体内時計」も同時に動き始めるので、1日を通していい体調を保つことができるのです。

しかも、ごはんから炭水化物をとり、このみそ汁でたんぱく質と食物繊維をとっていると、午前中にエネルギー切れになったり、小腹がすいたりすることがなくなり、さっそうと動き回れるので、ますます太りにくくなります。

そして、朝食で「朝みそ汁＋ごはん」をちゃんととっておけば、代謝のいい状態になっているので、**昼食と夕食はいつも通りに食べてOK**です。できれば夕食を少し減らすと、「食べやせ」効果が早くあらわれます。

2　体温が上がり、1日の消費カロリーが増える

朝のごはんと、たんぱく質の組み合わせは、パン食と比べて、体温が上がりやすいことがわかっています。朝から体温が上がると、代謝がよくなるため、1日じゅう、座っているときも動いているときも、ふだんより消費するカロリーが増加。

その積み重ねで、1日トータルではかなりのカロリーを消費します。食事からとったカロリーが効率よく使われるので、結果的に太りにくくなるのです。

3　血流がよくなり、美肌に

明け方はもっとも体温が低くなっていますが、朝のうちに温かい食べ物をとることでも、体温を上げることができます。「温かいごはん」と「温かいみそ汁」のダブル効果です。

冷えが解消されて、全身の血流がよくなるので、体のすみずみまで酸素や栄養が行きわたります。

すると、体が軽くなっていきます。血色がよく肌が明るくなり、化粧のノリもびっ

くりするほどよくなりますよ。

4 筋肉が増えて体脂肪が燃える

夕食より朝食でたんぱく質を多めにとると、筋肉が増えやすいことが明らかになっています。筋肉量が増えると基礎代謝が上がるので、運動しているときだけではなく、じっとしているときでも、体脂肪が燃えやすくなります。

ムリな食事制限をするダイエットをくり返すと、筋肉がどんどん減って基礎代謝が落ち、体脂肪率の高い、非効率的でやせにくい体になってしまうのです。

5 便秘が解消されてキレイに

みそは発酵食品です。

「こうじ菌」という菌で豆や麦、米などを発酵させています。発酵食品の仲間にはヨーグルトやぬか漬けなどがあります。

朝に発酵食品のみそと水分、食物繊維の多い野菜とが全員集合しているみそ汁をとると、腸内環境が整い、腸の働きが活発になります。

すると、便秘知らずに！

しかも、腸がイキイキすると消化する力が高まるため、体の中からスッキリしてキレイになれます。

6 気持ちにゆとりが生まれる

ギリギリの時間に起きて、朝食を抜いたり、パンとコーヒーですませていたり……。

こんなスタートでは、なんだか1日じゅうあわただしくなりがちです。

朝、ちょっとだけ早く起きて、体が喜ぶ「朝みそ汁」をとることで、心にもプラスの効果が生まれます。

気持ちにゆとりができるのです。

すると、イライラしたり凹んだりといった、気分のムラがなくなります。

このように「朝みそ汁」には、人をポジティブに変える力があるのです。

そして、「食べやせ」効果を高めるには、大事なポイントがあります。

「朝みそ汁」にするときは、他のおかずは必要ありません。

茶わん1杯（約150g）の「白米」を一緒にとるだけで十分です。

白米を食べたのでは、ダイエットにならないのでは？　と不思議に思われるかもしれません。

しかし、あとでもご説明する通り（104ページ参照）、昨今、マイナス面をとり上げられることが多い白米に多く含まれている糖質は、体を元気に動かす大事な栄養素のひとつです。

白いごはんも「朝みそ汁」と一緒に食べれば、その日を活発に生きるエネルギー源となり、体内の余分な体脂肪が燃えやすくなります。

「それならば、白米より栄養価の高い玄米のほうがいいのでは？」という質問もよく受けますが、朝は胃腸の働きが弱いので、玄米など消化に時間がかかるものはおすすめできません。

また、朝は血糖値が上がりにくい時間帯なので、麦など食物繊維の多い雑穀を加える必要もありません。

白米で血糖値をスムーズに上げることで、先にふれた「体内時計」のリセット効果が高まり、「太りにくい体」になるのです。

これまで白米を敬遠してきた人も、食べてみてください。朝、温かいごはんを口にすると、体も心も喜ぶことを実感できるはずです。

おいしくやせる！

「朝みそ汁」1週間プログラム

準備

31ページ

1日目

食材の買い物／だしを用意／
「白米」を6食分炊く（1食分ずつ冷凍）

「朝みそ汁」スタート（みそ汁は2食分まとめて作る）

34ページ

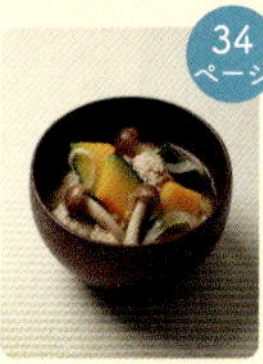

2日目

朝食に、白米と
「鶏ひき肉とかぼちゃのみそ汁」

3日目

朝食に、白米と前日作った
「鶏ひき肉とかぼちゃのみそ汁」

38ページ

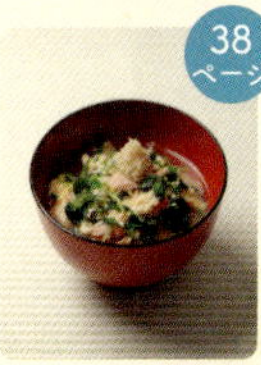

4日目

朝食に、白米と
「ツナ豆苗の卵とじみそ汁」

5日目

朝食に、白米と前日作った
「ツナと豆苗の卵とじみそ汁」

42ページ

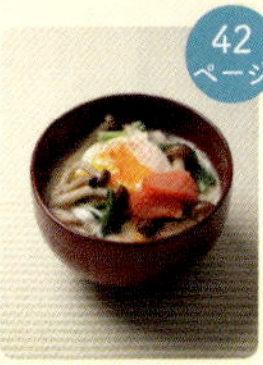

6日目

朝食に、白米と
「落とし卵と明太子の豆乳みそ汁」

7日目

朝食に、白米と前日作った
「落とし卵と明太子の豆乳みそ汁」

昼食と夕食は、いつも通りに食べてOK

morning
朝みそ汁
2日目
3日目

体が温まって代謝が上がる!

鶏ひき肉とかぼちゃのみそ汁

食べやせPOINT 「かぼちゃスープ」のような濃厚なみそ汁で、ごはんともよく合います。鶏ひき肉ときのこを入れることでコクが増し、味に深みも。ボリューム満点で、朝から元気に活動できるので、1日を通して消費カロリーを増やせます！　冷凍かぼちゃを用いてもOKです。

調理時間 10分

材料（2食分）

鶏ももひき肉 150g　かぼちゃ 120g　玉ねぎ 50g
しめじ（石づきを除く）50g　だし 300ml　みそ 大さじ1½

作り方

1 かぼちゃは5mm厚さに切り、玉ねぎはうす切り、しめじはほぐす。
2 鍋に1の材料、だしを入れて火にかけ、煮立ってきたら鶏ひき肉をスプーンで一口大にして入れる。アクをすくい、ふたをして弱火で5分煮る。
3 みそをとき入れ、ひと煮立ちしたらおわんに盛る。

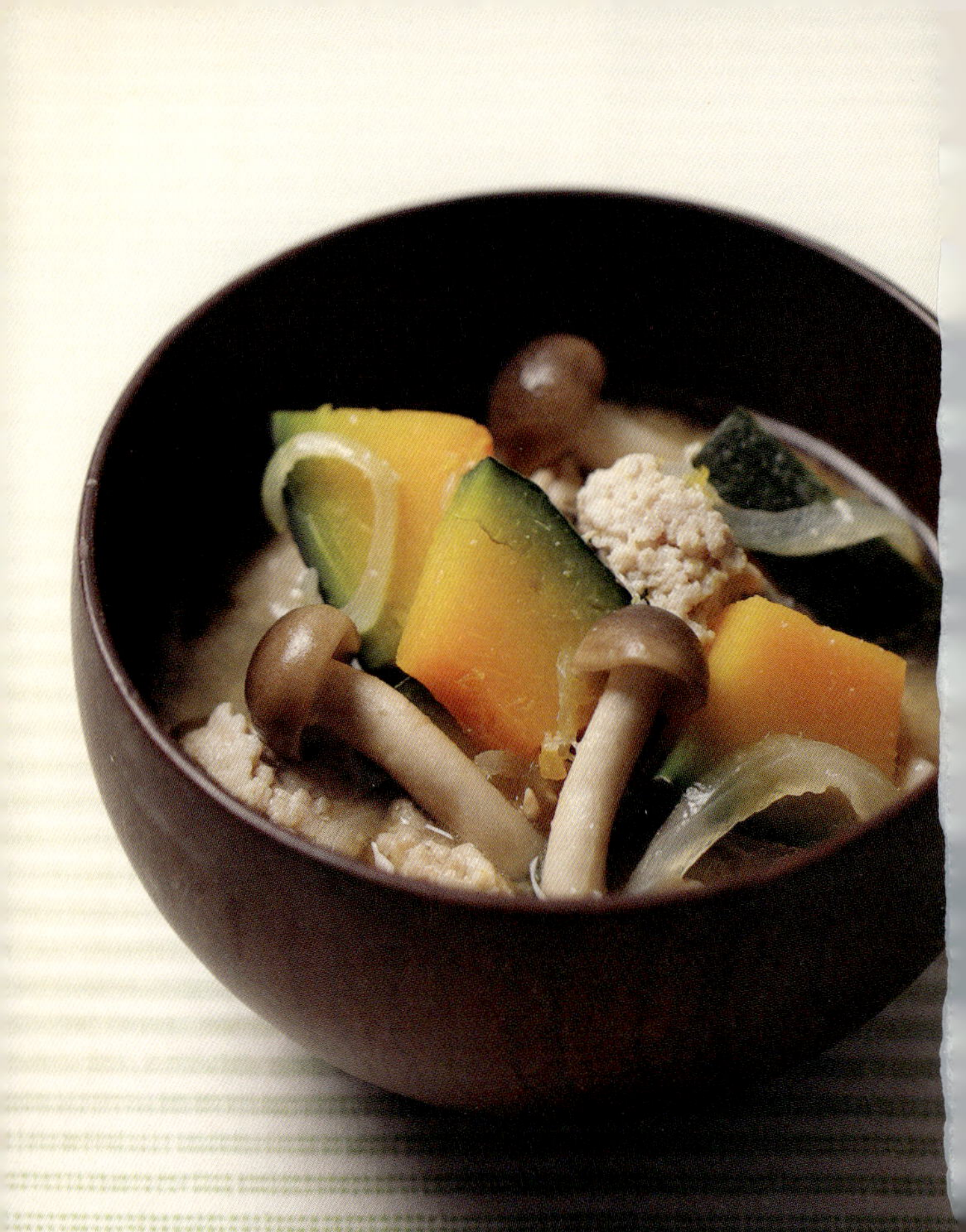

・1食あたり・
220
kcal

たんぱく質	脂質	炭水化物	食物繊維	食塩相当量
19.5g	7.4g	18.9g	4.1g	1.8g

効果はここを感じる!

昼までお腹がすくことなく、仕事や家事に落ち着いて集中できたのではないでしょうか。

「朝みそ汁＋ごはん」でとったエネルギーをしっかり使えている証拠です。これまでつい食べてしまっていた午前中のおやつは、食べなくてもすんだことでしょう。

もし、お昼までにお腹がすいてしまった人は、翌朝、ごはんの量を少し増やしてください。昼食の時間に、ほどよい空腹が得られるように調整してみましょう。

プチトレ――朝日を浴びながら「肩回し」

2日目、3日目とみそ汁を食べ始めて代謝が上がってきています。このチャンスを

活かしましょう！　ちょっと体を動かす「プチトレ」を行なうと、体脂肪がグングン燃えていきます。


まずは、朝の光を浴びながら、大きく肩回しを前後に10回ずつ。

特に後ろに回すときは、肩甲骨《けんこうこつ》を寄せるように腕をしっかり後ろに引きましょう。わきの下から肩甲骨周辺には、脂肪の燃焼をサポートする細胞が集まっています。ここを刺激すると体がポカポカして、燃焼モードがアップ！

また、朝の光を浴びると、脳にあるメインの「体内時計」がリセットされて体のリズムが整います。「朝みそ汁」の準備に入る前に、カーテンを開けて光を浴びながら、が最高です。

まだ外が暗いときは、部屋の照明やスマホやテレビ、パソコンのブルーライトの光でもＯＫです。

午前中からエンジン全開に

ツナと豆苗《とうみょう》の卵とじみそ汁

食べやせPOINT　ツナ缶は手軽にたんぱく質がとれる便利な食材。ノンオイルのものを選びましょう（朝食で脂質を多くとると体温が上がりにくくなるので）。ツナと卵で代謝が上がり、朝からしっかりエンジンがかかります！　また、豆苗にはカロテンやビタミンCが多く含まれ、美容効果の高い栄養素もしっかりとれるのでおすすめ。

調理時間10分

材料（2食分）

ノンオイルツナ缶 1缶（70g）　とき卵 2個分　豆苗 1袋
だし 300ml　みそ 大さじ1½　おろししょうが 小さじ1

作り方

1 豆苗は根元を切り落とし、3等分に切る。
2 鍋にだし、ツナを入れて火にかけ、煮立ってきたら豆苗を加え、みそをとき入れる。
3 とき卵をまわし入れ、ふたをして火が通ったらさっとかき混ぜ、おわんに盛り、おろししょうがをのせる。

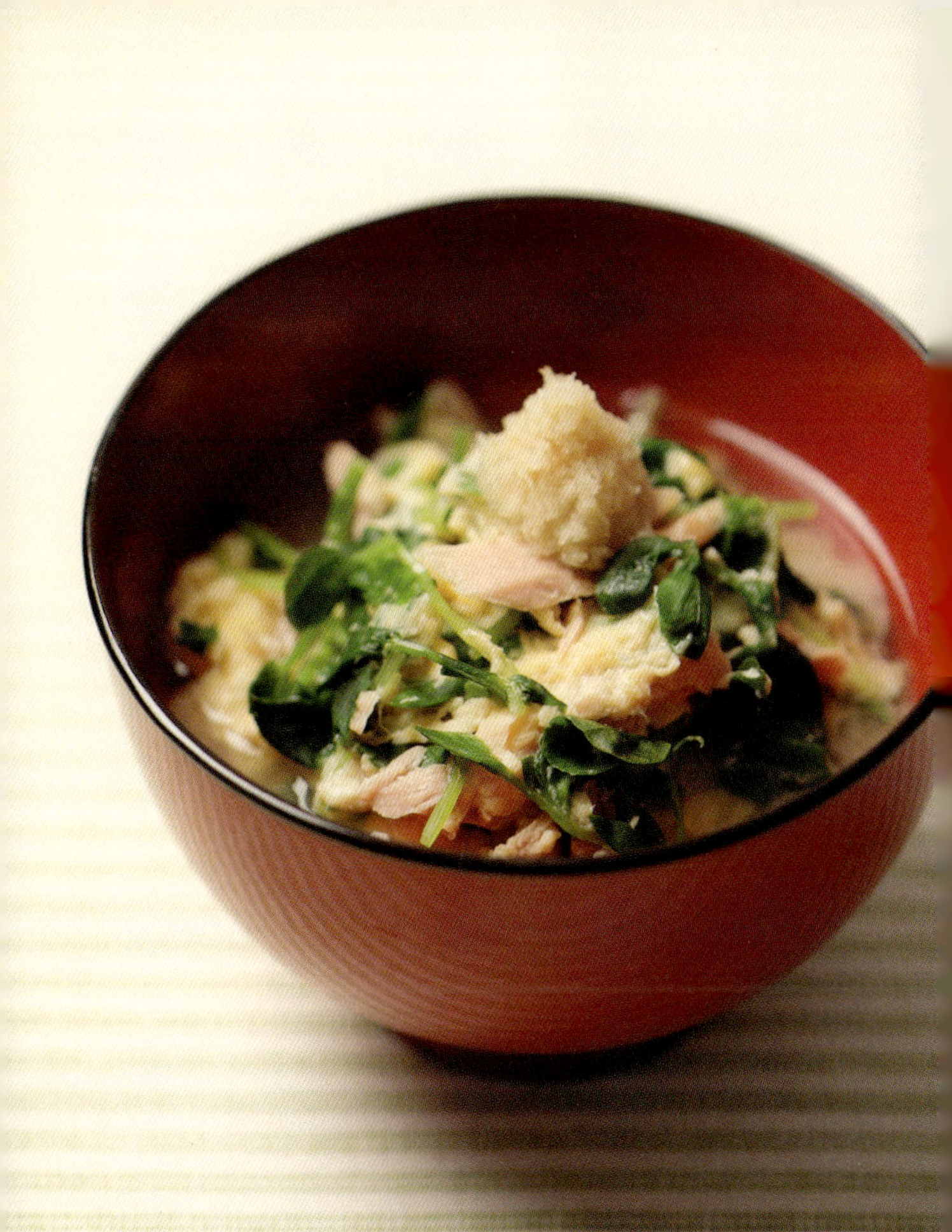

・1食あたり・
144
kcal

たんぱく質	脂質	炭水化物	食物繊維	食塩相当量
15.9g	6.5g	5.7g	2.4g	2g

効果はここを感じる！

「朝みそ汁」を食べるようになって、体のコンディションがだんだんとよくなってきています。

体の芯から温まり、食べ終えた瞬間から体温が上がるのを実感できるでしょう。**顔色が明るくなってきて、化粧のノリもよくなる**ことを実感できます。

夕方の疲労感も少なくなってきていませんか。

夜の寝つきもよくなるなど、これまで気づいていなかった自分の体の状態を感じるようになってきたら、いい兆候です。

プチトレ――朝時間の「ながら運動」

「朝みそ汁＋ごはん」で上がった代謝を、さらに上げるために、朝をちょっとアクティブにすごしてみましょう！　すると、「体内時計」(26ページ参照) のスイッチがしっかり入るので、朝の体調がよくなります。

たとえば、駅まで早歩きしたり、通勤途中ではエスカレーターでなく階段を使ったりします。

あるいは、身じたくの合間に「その場ジャンプ」「その場かけ足」でもOK。2分続けることを目標にしてみましょう。

全身に血液が巡り、手先足先もポカポカしてくるはずです。

体の脂肪が燃えやすくなった証拠です。

あえて何か特別なトレーニングの時間を設ける必要はありません。

ちょっとした工夫でアクティブにすごすだけでも、ちょっとした運動になり、代謝がよりアップするのです。

体温が上がって脂肪が燃える体に

落とし卵と明太子の豆乳みそ汁

食べやせPOINT 卵と豆乳からたんぱく質がとれます。辛子明太子と一味唐辛子のピリッとする唐辛子は体を温める作用があり、カロリーを効率よく消費できるように。辛子明太子を箸でほぐしながら食べると、味の変化を楽しめます。水菜はカロテンとビタミンCが豊富で、食物繊維もとれる緑黄色野菜です。

調理時間 10分

材料（2食分）
卵 2個　水菜 80g　しめじ（石づきを除く）80g　だし 200ml
無調整豆乳 100ml　みそ 大さじ1½　辛子明太子 20g
一味唐辛子 適宜

作り方
1 水菜は4cm長さに切り、しめじはほぐす。
2 鍋にだし、しめじを入れて火にかけ、煮立ってきたら弱火にし、卵を1個ずつ割り入れ、ふたをして2～3分ほど弱火で煮て、好みのかたさに火を通す。
3 豆乳、水菜を加え、みそを溶き入れ、ひと煮立ちしたらおわんに盛り、辛子明太子をのせ、一味唐辛子をふる。

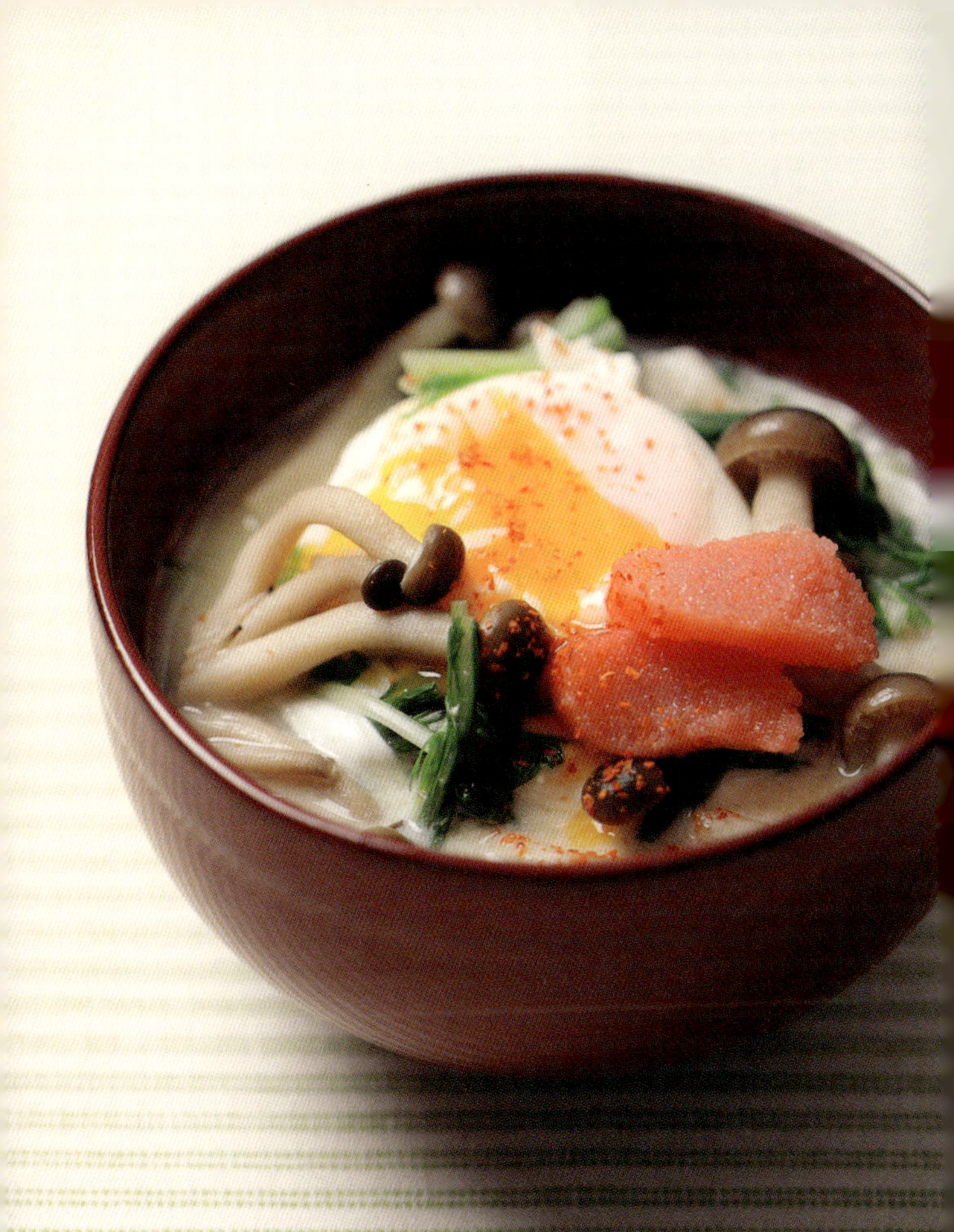

・1食あたり・
154
kcal

たんぱく質	脂質	炭水化物	食物繊維	食塩相当量
13.8g	7.5g	9.1g	3.5g	2.5g

効果はここを感じる！

「朝みそ汁」をしっかり食べておくと、1日を通して食欲を自然に抑えられます。おやつの量が減り、夕食の食べすぎも少なくなるでしょう。

7日目になると、**お腹まわりが少しスッキリした**ことが実感できてきます。

朝のみそ汁作りに慣れてきたら、具やみそを変えて楽しみながら続けてみて、**「太りにくい体」をキープ**しましょう。

プチトレ――体脂肪を燃やす「スクワット」

体を動かして筋肉に負荷がかかると、脂肪細胞にたまったままになっていた脂肪が血液中に流れてきます。

そのタイミングで有酸素運動をすると、血液中に流れてきた脂肪を使うことができるので、**脂肪が燃焼されやすくなります。**

「有酸素運動」といっても、あえてウォーキングやジョギングの時間を作る必要はありません。通勤や買い物、そうじなど、1日の中でよく動く時間を有酸素運動タイムとして、その前にプチトレをしましょう。

簡単にできる、その場でのスクワットでOKです。

身じたくする前の習慣にしたり、歯をみがきながらするなど、ふだんの生活に組み込むと継続しやすくなります。目標はまず20回。ゆっくりと動くのが効果的です。

ちなみに私は、朝のラジオ体操を習慣にしています。適度な筋トレにもなり、体も気持ちもスッキリしますよ。

夜のみそ汁――むくみがとれて体が軽く！

ここからは、夜にみそ汁を食べるといいタイプの方へのご説明です。夕食は外食が多かったり、お酒が入ったりして、不規則になりがち。お酒を飲むとつい、いろいろ食べてしまい、それでやせられないという人も多いかもしれません。

「夜みそ汁」で体も心もスッキリ整ってきますよ！　メリットがこんなにもあります。

1　早食いや食べすぎを防げる

昼食から夕食までの時間は空きやすく、強い空腹状態で夕食を食べると早食いに。それが食べすぎにつながります。脳が満腹と感じる前に食べすぎてしまうからです。

この点、かみごたえのある野菜たっぷりの「夜みそ汁」で体も気持ちも落ち着くので、早食いを防げます。

しかも、野菜やきのこ、海藻に含まれる食物繊維は、水分と一緒にとるとお腹の中でふくらむので、他のおかずがなくても満足できます。野菜は生のサラダでとるよりも、煮て食べるみそ汁のほうが、たくさんの量を食べることができます。

【2 血糖値の上昇が抑えられ、脂肪がつきにくい】

同じ食材や料理を食べても、時間によって血糖値の上がり方が違います。血糖値は夜になると上がりやすくなる上に、急に大きく上がると体脂肪もつくられやすくなるのです。

でも大丈夫。「夜みそ汁」は食物繊維が多く、具がたっぷりなので、血糖値の上昇がゆるやかになり、脂肪がつきにくくなります。

【3 筋肉や骨力をキープしてキレイにやせられる】

深夜は成長ホルモンの分泌量が増えて、筋肉や骨、肌などが再生される時間帯です。

低脂肪・高たんぱく質の食材が入った「夜みそ汁」を食べると、メリハリのあるスタイルをキープして、キレイにやせられます。

4　むくみがとれて顔がスッキリ

「夜みそ汁」で塩分をとると、翌朝のむくみが気になるかもしれません。でも、同じ量の塩分（ナトリウム）をとっても、時間によって排せつ量は違います。ナトリウムの排せつ量は、昼間より夜のほうが多いので、**塩分が気になる人やむくみやすい人は、夕食でみそ汁をとるほうがよいでしょう。**塩分を排せつする役割のカリウムを含む野菜入りならさらに安心です。

5　夜遅く食べても太らない

本書の「夜みそ汁」は、カロリーと脂質を抑えています。遅くなったからといって食事を抜くと、疲れがたまって、ストレスで過食したり、結局はお酒だけが進んだりして食生活もメンタルも乱れがちに。

遅くなっても簡単に食べられる「夜みそ汁」が、やせる体への近道です！

そして、「夜みそ汁」の「食べやせ」効果をアップするには、「朝みそ汁」のときとはごはんを変えることがポイントです。

夜は先述のように血糖値が上がりやすくなるので、ごはんは白米のみでなく麦や雑穀を加えます。**食物繊維のとれる麦などを混ぜると、血糖値の急激な上昇を抑えること**ができ、太りにくくなります。**特におすすめは「もち麦」**（50ページ参照）です。

食べるごはんの量は時間帯に応じて調整を。

夜7時頃までなら茶わん1杯（約150g）、それ以降になるなら軽め（約100g）に。早くやせたいからといってごはんを抜くのはNG。抜いてしまうと、前にふれたみそ汁でたんぱく質をとった効果が半減します。寝ている間にカロリーを消費するためのエネルギー源としての糖質が不足してしまうため、代わりにたんぱく質を使うことになるからです。遅くなったら量を減らして調整してみてください。

市販のレトルトパックにも麦入りごはんがあるので、それでもいいですよ！

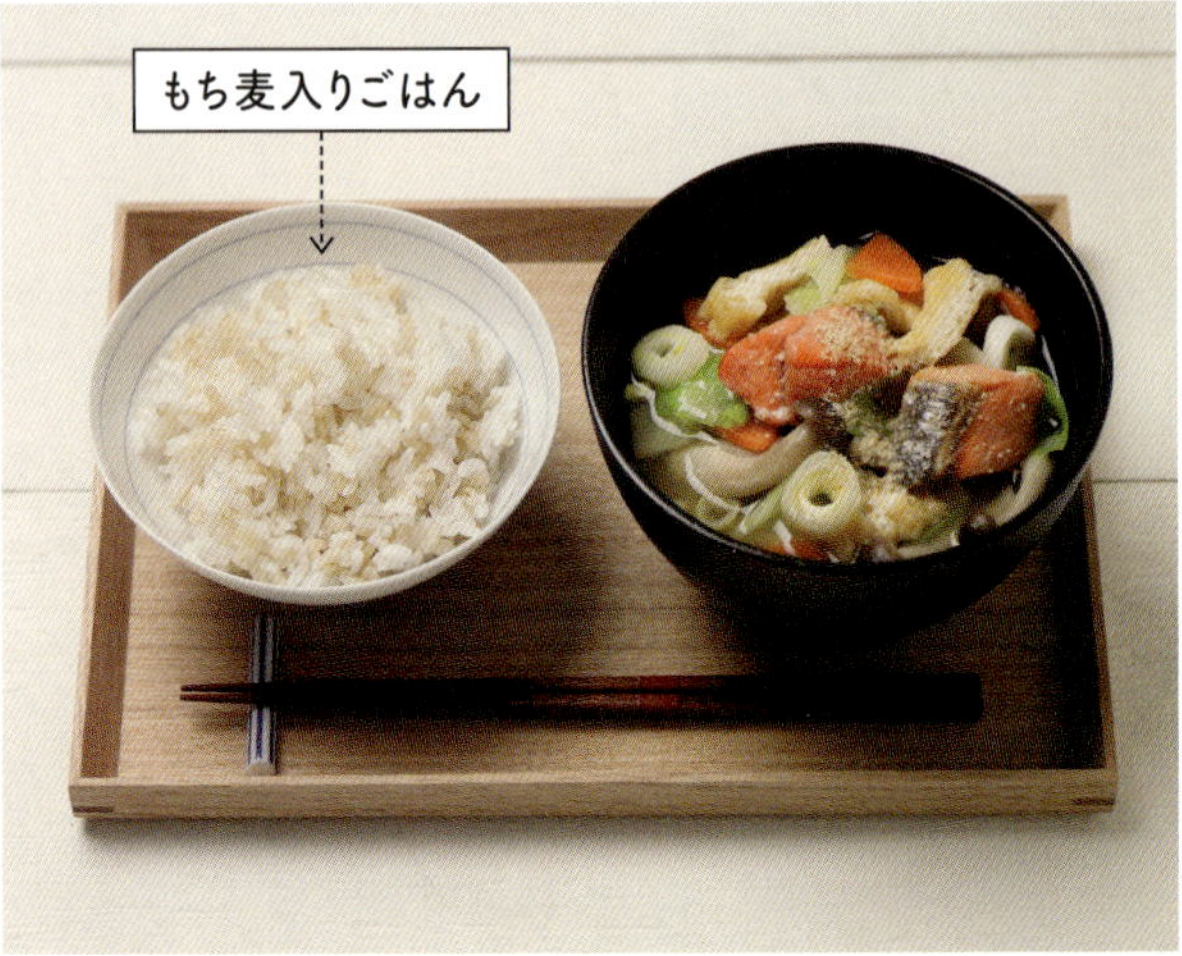

プチプチしておいしい!

もち麦入りごはんの炊き方

材料(6食分)

米 2合

もち麦 100g

水 炊飯器の2合の目盛り+200ml

作り方

1 米は洗い炊飯器の内釜に入れ、水を2合の目盛りに合わせて入れる。

2 もち麦と水200mlを加え、30分以上浸水し、ふつうに炊く。

おいしくやせる！

「夜みそ汁」1週間プログラム

準備

1日目

食材の買い物／だしを用意／
「もち麦入りごはん」を6食分炊く（1食分ずつ冷凍）

50ページ

「夜みそ汁」スタート（みそ汁は2食分まとめて作る）

2日目

夕食に、もち麦入りごはんと
「鶏肉とじゃがいものみそ汁」

3日目

夕食に、もち麦入りごはんと前日作った
「鶏肉とじゃがいものみそ汁」

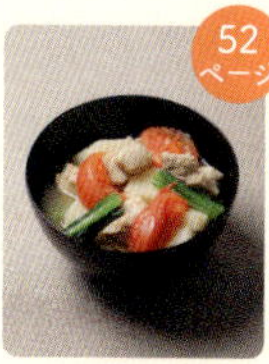

52ページ

4日目

夕食に、もち麦入りごはんと
「塩ざけとキャベツのみそ汁」

5日目

夕食に、もち麦入りごはんと前日作った
「塩ざけとキャベツのみそ汁」

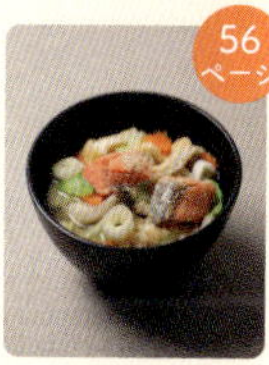

56ページ

6日目

夕食に、もち麦入りごはんと
「つぶし大豆とほうれん草のみそ汁」

7日目

夕食に、もち麦入りごはんと前日作った
「つぶし大豆とほうれん草のみそ汁」

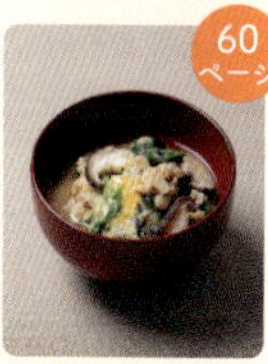

60ページ

朝食と昼食は、いつも通りに食べてOK

お腹が満足して食べすぎ防止に

鶏肉とじゃがいものみそ汁

食べやせPOINT 鶏肉のたんぱく質は、じゃがいも、小松菜に含まれるビタミンCと一緒にとると、抗ストレスホルモンやコラーゲン生成の材料となります。トマトのクエン酸には疲れをいやす働きがあるので、心身をリラックスさせ、食べすぎを防ぐことができます。

調理時間 12分

材料（2食分）
鶏もも肉 150g　じゃがいも 小1個　トマト 中1個
小松菜 100g　だし 300ml　みそ 大さじ1½

作り方
1 鶏もも肉は一口大に切り、じゃがいもは1cm厚さのいちょう切り、トマトはくし形に切り、小松菜は4cm長さに切る。
2 鍋にだし、じゃがいもを入れて火にかけ、煮立ってきたら鶏肉、トマトを加え、アクをすくい、ふたをして弱火で5分煮る。
3 小松菜を加え、やわらかくなったらみそをとき入れ、ひと煮立ちしたらおわんに盛る。

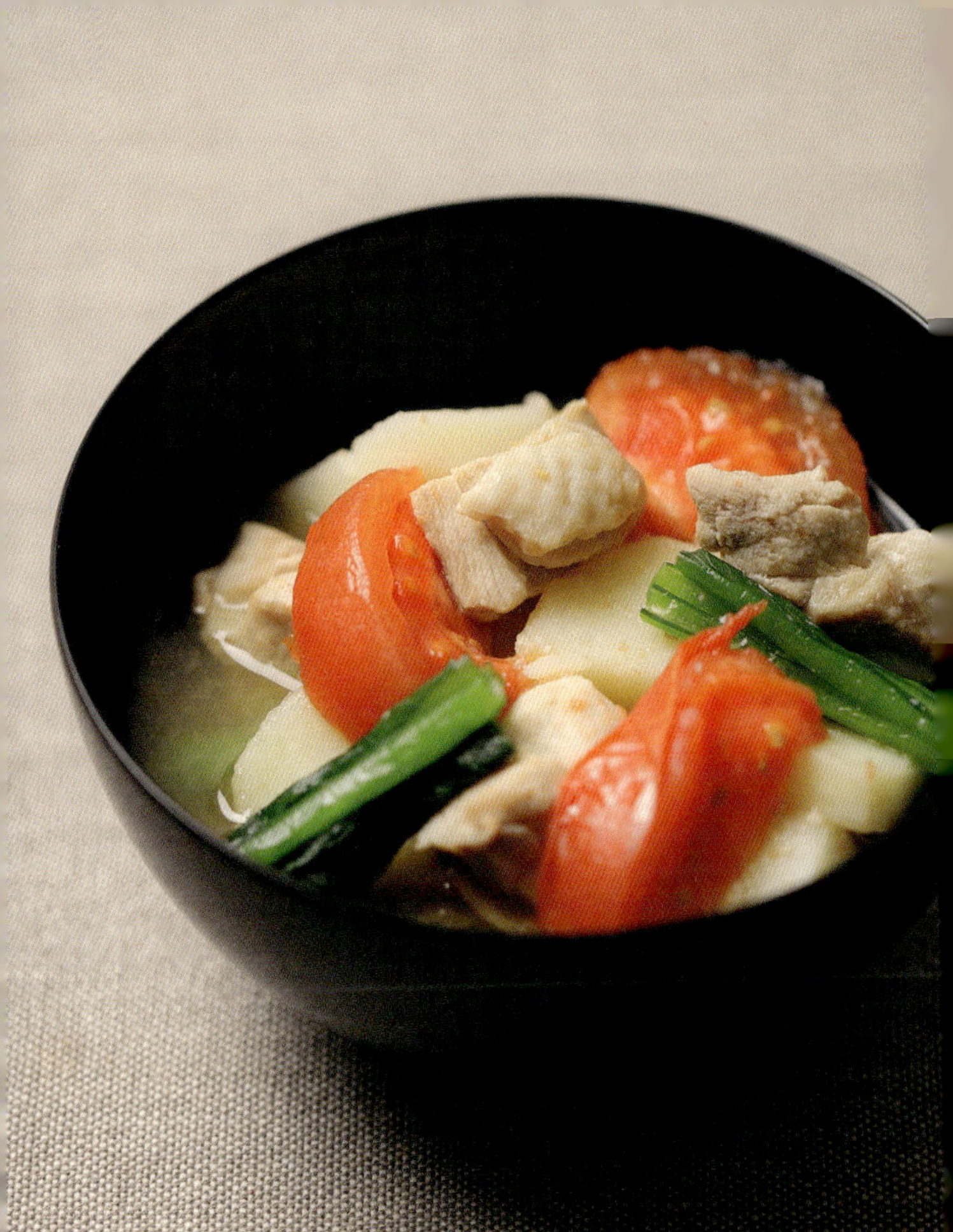

・1食あたり・
235
kcal

たんぱく質	脂質	炭水化物	食物繊維	食塩相当量
16g	11.6g	16.5g	3.2g	1.8g

「夜みそ汁」1週間プログラム 2日目……3日目のポイント

効果はここで感じる！

朝、鏡を見たときに、少し顔がスッキリしていませんか。

「夜みそ汁」でカリウムと食物繊維がたっぷりととれるので、体の中で滞《とどこお》った水分が排せつされて、朝のむくみが軽減されるはずです。

代謝がよくなった証拠。

これこそ、やせやすい体に変わる第一歩です。

たった2日でも、まぶたのもったり感がとれて目が大きくなり、あごのあたりがシャープになって、「やせた？」と人からいわれるほど激変する人もいます！

体重には変化がなくても、顔のむくみがとれるだけでも変わってきているのです。

プチトレ――寝る前に「ゆっくり湯船につかる」

入浴も「プチトレ」になります。

ぬるめのお湯にゆっくりつかると、体の芯から温まるので、リラックス効果に加えて、ダイエット効果もあります。

寝る1時間から1時間半前に入浴し体温を上げておくと、寝つきがよくなるだけでなく、**寝ている間の消費カロリーが増える**のです。

もし、これまで夜にシャワーだけですませていたり、朝にお風呂に入ってから出かけたりしていた人は、それも影響して太りやすくなっていたかもしれません。

夜のスマホやテレビなどのリラックスタイムを少し早く切り上げて、入浴タイムをつくりましょう。

栄養バランスがよく、太りにくい

塩ざけとキャベツのみそ汁

食べやせPOINT　キャベツ、にんじん、長ねぎが入った野菜たっぷりの「やせる！ みそ汁」。ビタミン、ミネラル、食物繊維がバランスよくとれるので、ストレス太りの予防にも。すりごまの風味とコクが、お腹と心を満たしてくれます。さけの塩分によってみその量を減らしてください。

調理時間 12分

材料（2食分）

塩ざけ（甘塩）1切れ（70g）　油揚げ 1/3枚　キャベツ 120g
にんじん 30g　しめじ（石づきを除く）50g　長ねぎ 5cm
だし 300ml　みそ 大さじ1½　白すりごま 小さじ2

作り方

1 さけは4つに切る。油揚げは横半分に切ってから1cm幅に切る。キャベツは3cm角に切り、にんじんは3mm厚さのいちょう切り、長ねぎは5mm厚さの輪切りにする。しめじはほぐす。
2 鍋にだし、キャベツ、にんじん、しめじ、油揚げを入れて火にかけ、煮立ってきたらさけを加え、ふたをして弱火で5～6分煮て、長ねぎを加える。
3 みそをとき入れ、ひと煮立ちしたらおわんに盛り、すりごまをふる。

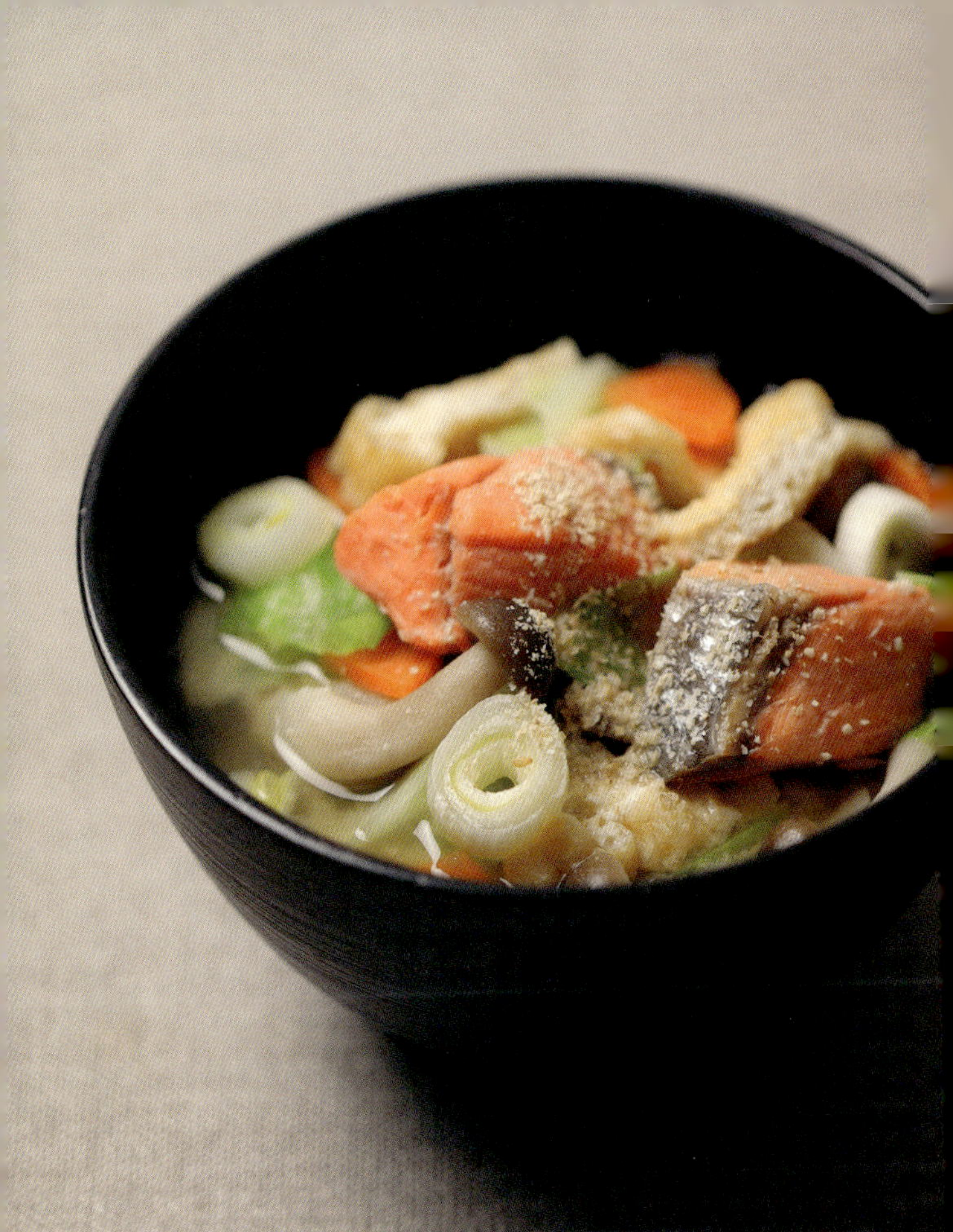

・1食あたり・
171
kcal

たんぱく質	脂質	炭水化物	食物繊維	食塩相当量
13.2g	9.2g	10g	3.7g	2.3g

効果はここで感じる！

夕食を「夜みそ汁＋麦入りごはん」にすると、目覚めがよくなってきます。これは、朝までにしっかり体が回復し、疲労感もとれていくから。

朝食後にお通じがあったら、体のリズムが整って代謝が上がりやせやすくなった証拠です。

体が軽く感じられ、朝からアクティブに過ごせるようになって、1日の消費カロリーが増えるので、よりやせやすくなります。

あれ？　私ってこんなに元気だったかなと実感できてきます。

プチトレ――入浴後に「ゆったりストレッチ」

お風呂から出たら、ベッドでストレッチをゆっくりして体を伸ばしましょう。

簡単にできる、おすすめの方法があります。

ベッドでうつぶせになります。そのとき腕は、手のひらが下向きで顔の横にくるように。そして、その両手のひらを支えにして、頭からゆっくりと上半身を上げていくのです。

背筋がグッと伸びるような感じになりますね。この上半身を上げたまま、**深呼吸を3回してください。**

できる範囲でくり返していると、なんだか体がほぐれていく感じがあると思います。

日中はパソコンやスマホに向き合うことが多く、どうしても前かがみの姿勢になりがちです。そうして縮こまった体を、寝る前に伸ばしてあげると、グッスリ眠れて疲れがとれやすくなります。

翌日はより元気に動けるので、とったカロリーもしっかり消費できるのです。

翌日は朝から代謝がよくなる

つぶし大豆とほうれん草のみそ汁

食べやせPOINT　つぶした大豆がたっぷり入り体にやさしいみそ汁。大豆とほうれん草から、カルシウムや鉄分が補えます。貧血気味で朝がつらい人に特におすすめです。大豆に含まれるイソフラボンには、女性ホルモンに似た働きがあるので、代謝を上げ、女性特有の不調にも役立ちます。

調理時間15分

材料（2食分）
大豆水煮 120g　ほうれん草 80g
しいたけ（石づきを除く）2枚　とき卵 1個分
だし 300ml　みそ 大さじ1½

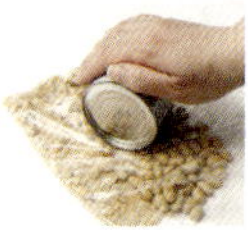

作り方
1 大豆はポリ袋に入れて、袋の上から缶でつぶす。ほうれん草は4cm長さに切り、しいたけはうす切りにする。
2 鍋にだし、大豆、しいたけを入れて火にかけ、煮立ってきたらほうれん草を加え、やわらかくなるまで煮る。
3 みそをとき入れ、とき卵をまわし入れ、ふたをして火が通ったらさっとかき混ぜ、おわんに盛る。

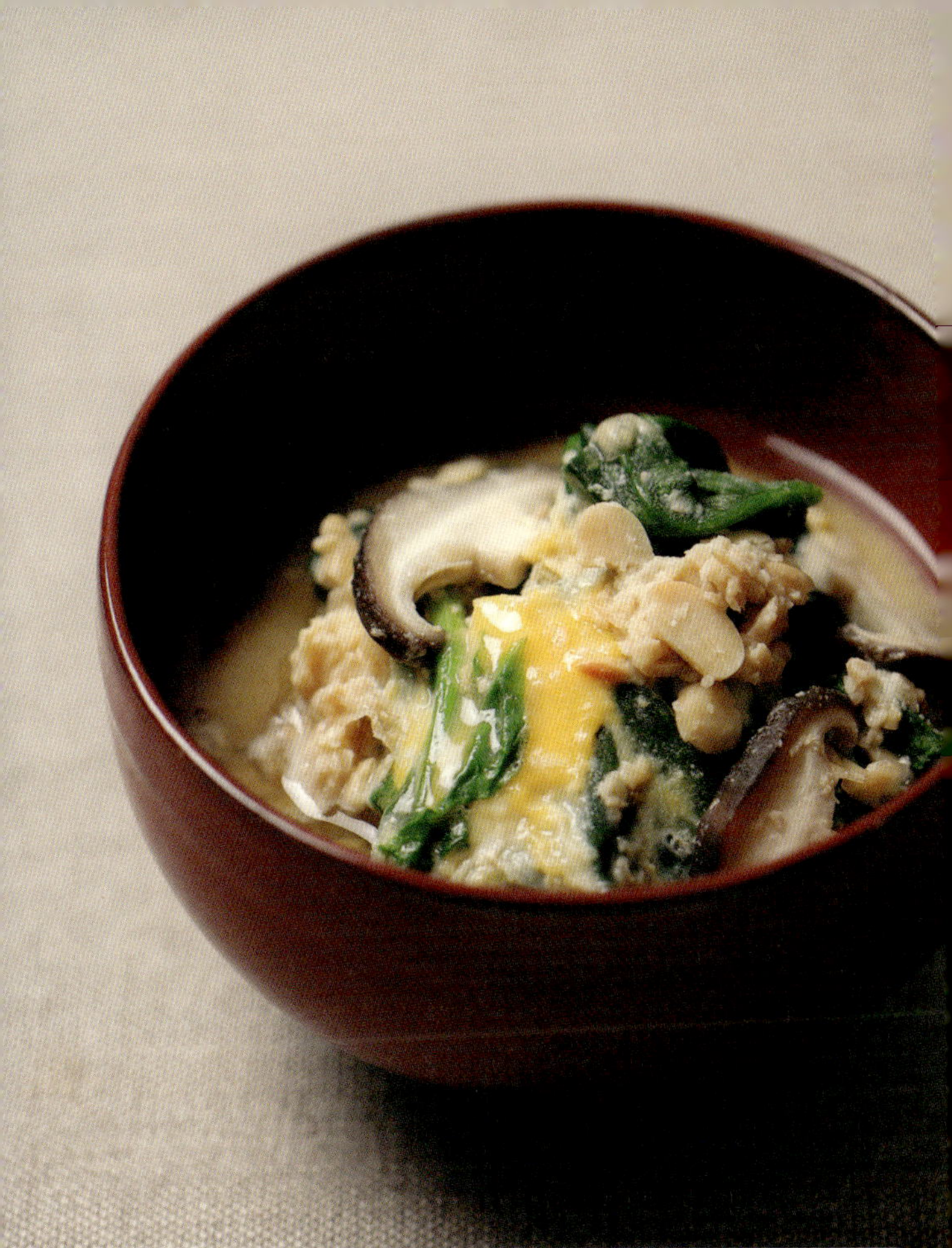

・1食あたり・
159
kcal

たんぱく質	脂質	炭水化物	食物繊維	食塩相当量
13.9g	7.7g	9.6g	6.4g	2.1g

効果はここで感じる！

「夜みそ汁」にしていると、寝ている間も代謝がいいので、体が軽くなった感じで朝を迎えることができます。目覚めたとき、心地のよい空腹感があることでしょう。

この空腹感こそが、**寝ている間に夕食分のエネルギーをしっかり消費できたサイン**です。体全体がぐっと活性化し、脂肪が燃えやすい体になってきました！

7日目には、顔もお腹まわりもスッキリとしてきたことでしょう。

夕食を見直すとダイエット効果は早く出るので、どんな形であらわれてくるかを楽しみに「夜みそ汁」の具材を変えながらしばらく続けてみてください。

もし、食べすぎてしまったり、飲み会が続いたりすることがあっても、気にやまなくて大丈夫です。「夜みそ汁」で、体重も体調も元に戻せるようになってきます。

プチトレ——入浴前に「ちょこっと筋トレ」

お腹まわりが気になる人におすすめの「プチトレ」があります。それは、入浴前にちょっとした筋トレをすること。これで、さらにやせやすくなります。特に女性の場合はもともと筋力が弱いので、少しでも鍛えると、**歩くときのスピードが上がるなど、カロリーを消費しやすくなるからです。**腹筋や太もも、お尻の筋肉を強化すると、脂肪の燃えやすい体になります。

簡単なやり方があります。立ったままできる「ちょこっと筋トレ」です。**背筋を伸ばして立ちます。**そして、お腹に力を入れるように意識しながら、右足だ**けを後ろに蹴り上げるようにして床から離します。**その状態をキープして、反対の左足のヒザをできる範囲でゆっくり曲げたり伸ばしたりします。できれば5回くり返します。反対の足でも、同じようにやってみましょう。

最初はお腹や足がちょっとプルプルするかもしれません。これはふだん使っていない筋肉が鍛えられているサインです。慣れないうちは、足元がぐらつくこともあるので、壁などに手をついて行なうようにしてみてください。

作り方のコツ①

おいしい「天然だし」を簡単に！

おすすめは、昆布と煮干しの合わせだし。みそ汁がよりおいしくなるので、楽しく「やせる！みそ汁」を続けられます。とても簡単な作り方があるのです。

保存容器に水700ml、昆布5cm角、煮干し15gを入れて、一晩冷蔵庫に入れておくだけ！　冷蔵庫で2〜3日は保存がきき、ストックしておくと便利です。

※煮干しは小さければそのまま使い、大きいものは頭と内臓を除く。

※すぐに使う場合は、鍋に水、昆布、煮干しを入れて弱火にかけ、煮立ってきたら昆布を取り出す。さらに15分ほど煮出し、ざるでこす。

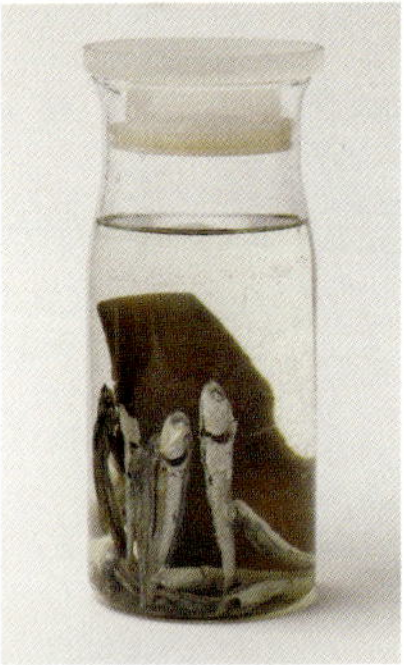

2章

たとえば「たら《たんぱく質》」と「白菜《ビタミン》」と「えのき《きのこ類》」
——この黄金の組み合わせ

体の中からイキイキしてやせる

「やせる！ みそ汁」効能1

代謝がアップする

やせるためには、なるべく食べないようにして、体を動かす——。

こう思っているとしたら、大きな間違いです。短期的には体重を減らせるかもしれませんが、体調はダウンしリバウンドしやすくなります。

「やせる体」「太らない体」になるためには、きちんと食べることが大前提です。代謝が上がり、しっかり動けるので、脂肪も燃えやすくなります。体と心のコンディションがよくなるので、気持ちが前向きになり、自然に動きも活発になっていきます。するとますますキレイでスリムに！


理想的な体型で、体も心も安定している人ほど、1日3食をきちんと食べています。

ダイエットがうまくいかない人は、食べる量や食べ方、バランスが自分の体のサイクルに合っていません。体が活性化せず、食べたものが体の中でしっかり使われない、すなわち、活力がわかず脂肪が燃えにくい状態になっていることが多いのです。

○　きちんと食べる↓体調がいい↓やせやすい＝好循環

×　間違ったダイエット↓体調がすぐれない↓やせない＝悪循環

もし、太りやすいだけでなく、だるい、疲れやすいという状態が続いていたとしたら、全身に栄養が行き渡らず、必要なエネルギーが足りていないのです。

これでは体だけでなく、頭も働きません。

ずっとこの状態に慣れてしまっている人は、「エネルギー不足」のまま、1章でお話しした〝低空飛行〟している自分に気づいていないということになります。

きちんと食べてしっかりやせる「食べやせ」が、リバウンドなしで健康的に、しかもキレイにやせる一番いい方法なのです。

「やせる！ みそ汁」効能2
——体のコンディションが整う

最近は、食や健康に対する意識が高まっているため、私のセミナーや講座には、高校生や子育て中のお母さんから70代の方、会社員や医師、栄養士、保健師、フィットネストレーナーなど、幅広い方々が参加されています。

みなさんもともと食生活に気を遣っている方が多いのですが、それでも、「食べすぎではないか」「野菜は足りているかな」と不安を抱える人が少なくありません。

現代人はあれこれ考えすぎているのではないでしょうか。「体にいいものを食べたい」「食事のバランスが悪いのではないか」など。

また、「○○を食べてはいけない」という情報も流れるため、「これを食べたら体に悪いのでは？」と不安になっている人も多いかもしれません。

もっとシンプルに考えてみましょう！

動物は「動くため」に食べているのです。

たとえば、昨今は「糖質制限」が大きく注目されるようになり、血糖値が高いわけでもないのに、ごはんやパン、パスタを徹底的に控える人さえいます。

そもそも糖質は、もっとも多く必要とするエネルギーの源です。それを全身に行き渡らせるために私たちの血糖値は上がっているのです。だから、そのエネルギーを動いて消費すれば、血糖値はすぐに下がります。これが私たちの体に備わった自然な仕組みです。

そして、食べ物から得たエネルギーはお金のようにためておく必要はありません。ため込むと重くなります。貯金せず、入ってきたらすぐに使う！

これが「食べてやせる」自然のサイクルなのです。

「食べる」↓「動く」

この2つをセットで考えることが、健康的にキレイにやせる秘訣《ひけつ》です。

はじめに「食べる」ことがなければ、元気に動くのに必要なエネルギーが足りないので、体調が安定せず、うまくいきません。

また、食べたら「動く」がなければ、使われなかったエネルギーは脂肪細胞に蓄積されてしまいます。

動くためには食べることが必要であること、そして、血糖値が上がったタイミングで動けばすぐ活動のエネルギーとして活かせることを知って、食後に動くようにしていたら、もう、食べることにネガティブにならずにすむでしょう。

ダイエットして、何度もリバウンドをくり返していた方々にこの話をすると、みなさん食べることに対する不安が薄らいでいくようです。

私自身も、このサイクルを体感してから、食べることが怖くなくなり、積極的に楽しんで食べられるようになりました。「食べてしまった」とネガティブに考えるのではなく、「食べたからしっかり動ける」とポジティブに考えるのです。

すると、自然に代謝が上がり、活発に動き回れるようになって、特別に何か運動をしなくても「太りにくい体」を手に入れることができます。

食べて動くと代謝が上がるので、食事からとった栄養素の利用効率が上がります。すると、肌の調子がよくなる、疲れにくい、ストレスに強くなるなど、心身のコンディションが向上していくのです。

「やせる！ みそ汁」効能3

――気持ちがポジティブに

今でこそ、楽しく食べることの大切さをみなさんにお伝えしている私ですが、実はかなり長い間、カロリーばかり気にして食べることを恐れていました。

栄養学を学んでいたので、知識として「カロリー」のことを知っている点が、逆にデメリットになっていました。

カロリーに左右されていたのです。

その頃はしっかり食べていないことが原因で「太りやすい」状態に陥っており、ちょっとカロリーの多い食事をとるとすぐ体重が増えてしまうので、どんどん食べることが怖くなるという悪循環の毎日でした。

たとえば、「ジューシーなハンバーグ＝あぶらたっぷり」と、頭で考えるばかりで、体が欲しているかどうかということは感じられずに、怖くて食べられませんでした。

20代半ばのある日、「ハンバーグが食べたい」という体の声が聞こえて、思い切って食べたとき、不思議な体験をしました。食べたあと、体がふわーっと温かくなるのを感じたのです。

今にして思うと、常にエネルギー不足だった体が久しぶりに充電されたような状態だったのでしょう。

「食べると太る」という恐怖心をなかなか克服することができないまま、30代になってもごはんはほんの少し、肉類は控えて野菜中心という食生活を続けていました。

40歳のときがもっとも「低空飛行モード」で体が不活発になっていた頃です。このままでは食事が楽しめないと感じて、時間栄養学、時間運動学を活用して代謝を上げる食べ方、暮らし方を導き出したことが、今につながっています。

食べることについては次のような仕組みになっているのですが、多くの人が思い違いをしています。

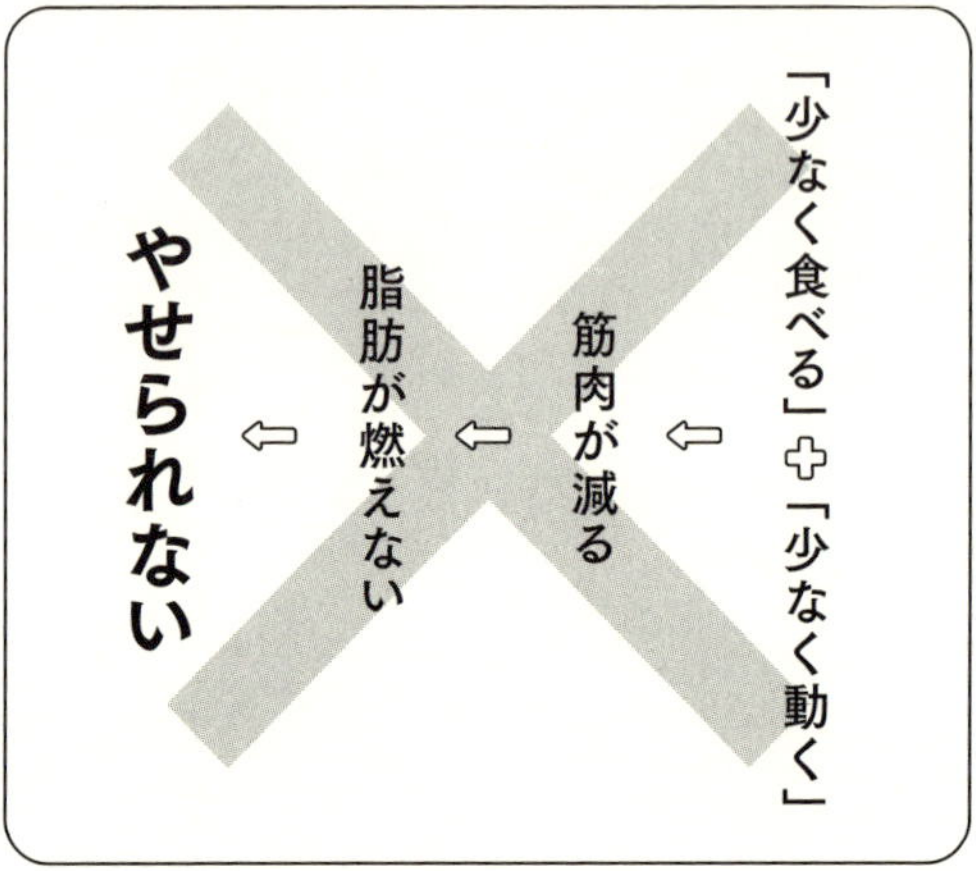

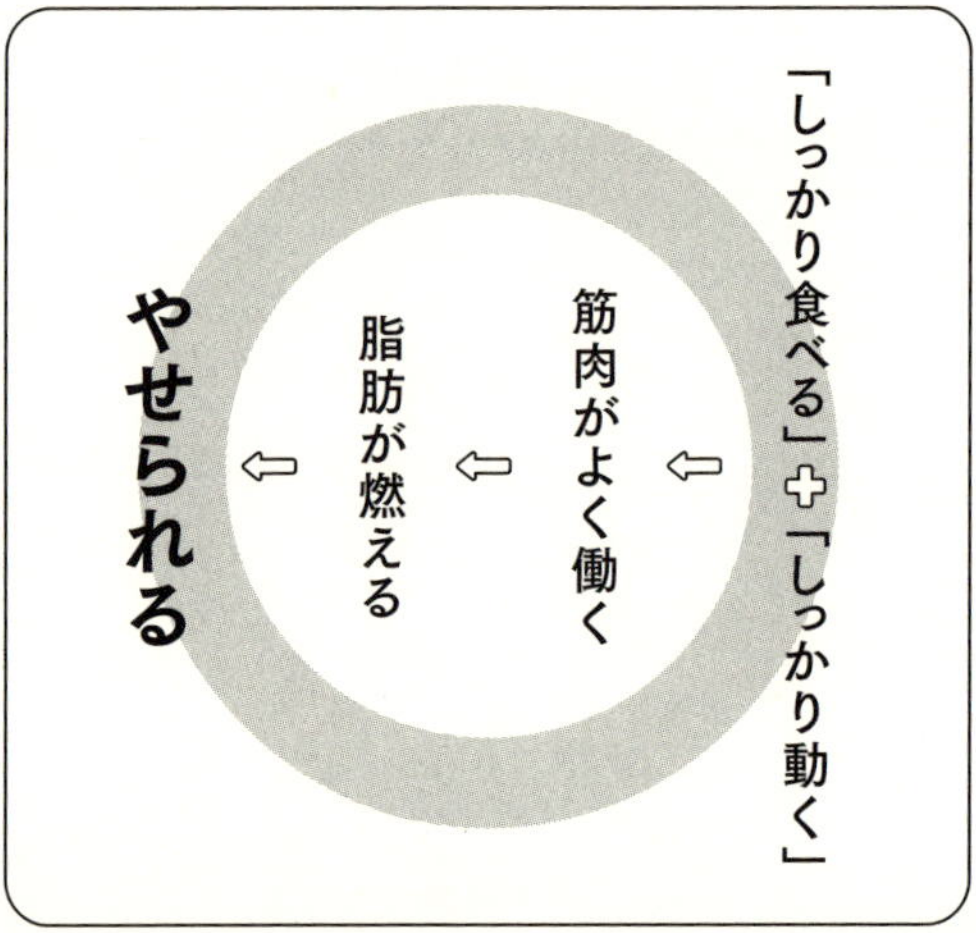
「しっかり食べる」＋「しっかり動く」
⇩
筋肉がよく働く
⇩
脂肪が燃える
⇩
やせられる

たとえば1日1000kcalくらいしか食べていないのに体重が減らないのなら、消費カロリーも1000kcalになっているということ。

これは生きるためのギリギリの量。

足りないエネルギーは、筋肉を取り崩して生み出しているのです。

だから、食事の量を増やしてこの足りない分を補っても体重は増えません。逆に、筋肉の取り崩しをストップできるので、今の私のように筋肉でちゃんとカロリーを消費して脂肪も燃えるので、やせやすくなります。

食べる量を減らすことばかり考えるのをやめることで、この悪循環から抜け出すことができるのです。

また、しっかり食べていなかった以前の私は、いつもエネルギー不足の「低空飛行モード」だったので、とにかく疲れやすい毎日でした。ランニングなどの運動をしていたのにもかかわらず、筋肉が減って逆に脂肪は増え、「太りやすい体」になっていたのです。

消費カロリーと摂取カロリーのバランスをとる位置が1700㎉まで落ちた40歳の頃から少しずつ上げて、2200㎉まで増やすことができました。

50歳をすぎた今、食事からとった栄養素が体の中でどう活用されるのかを本当の意味で理解でき、「食べる喜びや幸せ」を感じられるのです。

もし――

・「食べてはいけない」とわかっていても、つい食べてしまう
・体を動かすのがおっくう
・ちょっとしたことで落ち込みやすい
・何をやっても長続きしない

などを悩んでいるとしたら……。それは、性格のせいでも、なまけているからでもありません。

実は食べるべきものを食べていないために、エネルギーや栄養素が不足して起きていることなのです。

しっかり食べてちゃんとやせる「食べやせ」効果のあるみそ汁をきっかけに、きちんと食べることを始めてみましょう。体のエネルギーが充実していき、疲れにくく何ごとにもポジティブに取り組めるようになります。

本書で取り上げるみそ汁には、やせるだけでなく、こうした悩みもスッキリするうれしい変化がついてくるのです。

「やせる！ みそ汁」効能4

――「早食い」「ドカ食い」がなくなる

私たちの体は、「体が喜ぶ」食事をとると、活性化してやせやすくなります。栄養素をとらず、「カロリーに気をつけないと……」などと頭で考えて食べていては体も心も満足しません。**食事の満足度が高いほど、消化酵素もしっかり出て代謝がよくなり、体調が整います。満足感が高くなると、量へのこだわりは減ります。**

その結果、食べすぎやストレス食いはなくなり、自然と食べる量も適量になります。

お腹いっぱいになるまで食べないと満足できなかった理由は、「満たされない気持ち」があったからかもしれません。

あなたの満足できる食事とはどんな食事ですか？

これまでの経験を振り返ってみましょう。

たとえば、「子どもの頃、朝、みそ汁のにおいで目が覚めた」「お母さんの作ってくれた肉じゃががおいしかった」「休日に手巻き寿司を、家族であれこれいいながら作って食べて楽しかった」「キャンプで作ったカレーや豚汁がおいしかった」……など。記憶に残るのは、やはり手作りの料理ではないでしょうか。

いろいろな料理をそろえる必要はありません。本書で紹介する「おかずになるようなみそ汁」があれば十分です。しっかり食べて心身のコンディションが安定してくると、食べる量や内容が自然に整ってくることでしょう。また、食事作りもおっくうでなくなってきます。「やせる！ みそ汁」も楽しみながら続けていけます。

そして、食事中は、スマホやタブレットから離れて、どうか目の前の料理を味わってみてください。「ながら食い」は満腹感がなく、早食いや、食べすぎになりがち。ゆっくりよくかんで食べれば、だ液がたくさん出て、消化を助け、栄養素の吸収もよくなります。

「やせる！　みそ汁」効能5

――必要な栄養もしっかりとれる

ダイエットしているときは、ついカロリーの数字に目が行きがちですが、食材を選ぶときに大事なポイントがあります。

それは、なるべく素材に近いもの、加工されていないものを選ぶようにすること。

私たちが食べている食材は、もともと動物や植物などの生き物です。

それぞれ生きるために必要な栄養素を体内に蓄えています。

たとえば、穀類は糖質がメインの食材なので、糖質をエネルギーに変えるために必要なビタミンB1をたっぷりと持っています。また、あぶらののった魚には、あぶらの代謝に欠かせないビタミンB2が豊富です。

だから、こうした食材を素材に近い状態でとると、とったエネルギーがしっかり使われるので、脂肪に変わりにくくなるのです。

最近は、忙しくてなかなか料理する時間をとれない、食材が日持ちしたほうがいい、などさまざまなニーズがあって、加工された食品が多くなりました。

そうした食品は、カロリーを消費するために必要なビタミンやミネラルなどの微量栄養素は激減します（83ページ参照）。あわせて、日持ちさせるための見栄《みば》えをよくするためなどの理由で添加物も増えていきます。

加工食品の多いコンビニ中心の食生活を続けていると、摂取カロリーはそれほど多くなくても、太りやすい、やせにくいという体になるのです。栄養素の不足から、疲れやすい、肌の調子が悪い、便秘などの不調にもつながりやすくなります。

コンビニを利用するときも、加工度を意識してみましょう。

たとえば、主食を選ぶとき、「完全加工」された菓子パンより、米の形が残っているおにぎりにする、という感じです。

また、「体にいい」とうたわれている食品にも注意が必要です。

機能性栄養成分をプラスしているものは、どうしても加工度が高くなってきます。いくら体にいい成分をとっても、それが体内で有効活用されなければ意味がありません。

もちろん、すべて「加工度0」の素材をイチから調理するのはなかなか大変です。みそ汁を作るときは、できるだけ素材に近いものを優先して選んだり、加工された食材は素材そのものの食材と組み合わせて、しっかり栄養素がとれるようにするといいですね。

「おいしくやせる」食材の選び方

栄養素が多い〇

加工度0 素材

肉、魚、卵、野菜、果物など

加工度1 素材を加工したもの

タレ漬け肉・魚、干物、
牛乳・ヨーグルト、カット野菜、
冷凍野菜、カットフルーツなど

加工度2 調理して加工したもの

ハム・ベーコン、魚肉ソーセージ、
缶詰、市販の弁当・惣菜・
レトルト食品など

加工度3 完全に加工したもの

カップ麺、インスタント食品、
カップスープ、菓子パンなど

栄養素が少ない×

栄養素が少ない加工食品は、脂肪がつきやすい。
栄養豊富な〈素材〉と組み合わせて食べるといい

「やせる！ みそ汁」効能6

――「健康的に」やせられる

「いったい、何をどれだけ食べたらいいですか？」

セミナーや企業研修の参加者の方からよく聞かれます。

本書で紹介する「やせる！ みそ汁」のレシピは、その答えにもなります。

最近、みそ汁の健康・美容効果が注目を集めていますが、「具だくさんのみそ汁」という場合に気をつけなくてはいけないのが、その内容。

具が野菜だけだと、一見ヘルシーなようでいて、「たんぱく質」が不足しがちです（16ページ参照）。これでは上手に「食べやせ」することができません。

そのため1章で取り上げた「1週間プログラム」のみそ汁と同様に、4章で紹介するのも主菜と副菜を兼ねたみそ汁なので、たんぱく質を含む食品が入っています。**カロリーや脂質を抑えつつ、たんぱく質はしっかりとるので、「健康的に」やせられるみそ汁です。**

しかも、全身にエネルギーが行き渡るので、いいことずくめです。

イキイキとなる、美肌になる、アクティブに動ける、よく眠れる――。

そんな毎日に変わるのですから、楽しみですね。

「やせる！　みそ汁」効能7
——リバウンドしない

「〇〇ダイエット」「△△を飲むだけで1カ月でマイナス5kg」など、さまざまなダイエット法が話題になります。インターネット上にもたくさんの健康情報があふれていますね。そんないろいろなダイエットをくり返している人がいます。

これまでもふれてきたように、急激なダイエットで一時的にやせることができても、筋肉も減ってしまいます。

その後、**リバウンドしてしまうと、増えるのは体脂肪だけ。**前より筋肉が減って体脂肪率の高い体になっています。

だから、リバウンドしたあと、再びダイエットしてもやせにくくなります。ムリせずキレイにやせるには、リバウンドをくり返したりしないよう、ちょっと体重が増えたかなと思ったときに、早めに調整することです。

外食やテイクアウトは、どうしても高カロリー・高脂質のものが多いので、体重を調整するには、1日1食は自分で作って食べるのが一番！

しかも、そのときの自分のコンディションに合わせて、食材を自由に組み合わせることもできるのが「やせる！みそ汁」のいいところです。

たとえば、外食や飲み会が続いていたら、家で食べるときは、たらと白菜、えのきのみそ汁（170ページ参照）にしておこうとか、最近、お肌の調子がイマイチだから、鶏肉とスナップえんどうの牛乳みそ汁（146ページ参照）にするなど。

いつか一気に体重を減らせばいいと考えるのは禁物です。

1日または1週間の中で少しずつ調整していくことです。その調整食として、「やせる！みそ汁」が役に立つのです。

4章では、ダイエットに効果的なだけでなく、不足しがちな栄養を上手に補うことで、さまざまな悩みの解消につながるみそ汁をご紹介します。たとえば、

◆「冷え」が気になるときには

・鶏手羽元とじゃがいものみそ汁 朝 148ページ

・あさりと小松菜、ミニトマトの豆乳みそ汁 朝 夜 155ページ

・さば缶とわけぎのみそ汁 夜 160ページ

・たらと白菜、えのきのみそ汁 夜 170ページ

◆「疲れ」がたまってしまったら

・あさりと長ねぎのもずくみそ汁 朝 夜 156ページ

・さけ缶と長いもの豆乳みそ汁 朝 夜 158ページ

◆「ストレス対策」におすすめ

・鶏ひき肉とかぼちゃの豆乳みそ汁 朝 夜 157ページ

・つぶし大豆とブロッコリーの豆乳みそ汁 夜 162ページ

◆「便秘解消」のために

・豆腐と納豆のなめこみそ汁 夜 164ページ

・いわしつみれときのこのみそ汁 夜 166ページ

・ごぼうと切り干し大根の豚汁 夜 168ページ

✦「お肌の調子」が気になるときに

・鶏肉とスナップえんどうの牛乳みそ汁 朝 146ページ

・つぶし大豆と鶏肉、大根のみそ汁 夜 174ページ

✦「むくみ」をとりたいときは

・豚肉とじゃがいも、トマトのみそ汁 朝 150ページ

・鶏肉とわかめの濃厚とろろ汁 朝 152ページ

などのみそ汁を。

これらを1日1杯食べることで、ベスト体調&ベスト体重をキープできる「食べやせ」になり、しかも気になることが解決していくのです！

作り方のコツ②

「みそ」の種類と計り方

みそは、「米みそ」「大豆みそ」「麦みそ」など、いつも食べているものや好みのものでOKです。

分量を計るときのポイントは、「すりきり」にすること。計量スプーンで多めにすくって空気を抜くために押し込み、ヘラやスプーンの柄などで表面ギリギリを平らにならします。大さじ½は、大さじ1を計量してから半分のところに線を引き、半分を取って使います。みその塩分や具材によって、分量は加減しましょう。

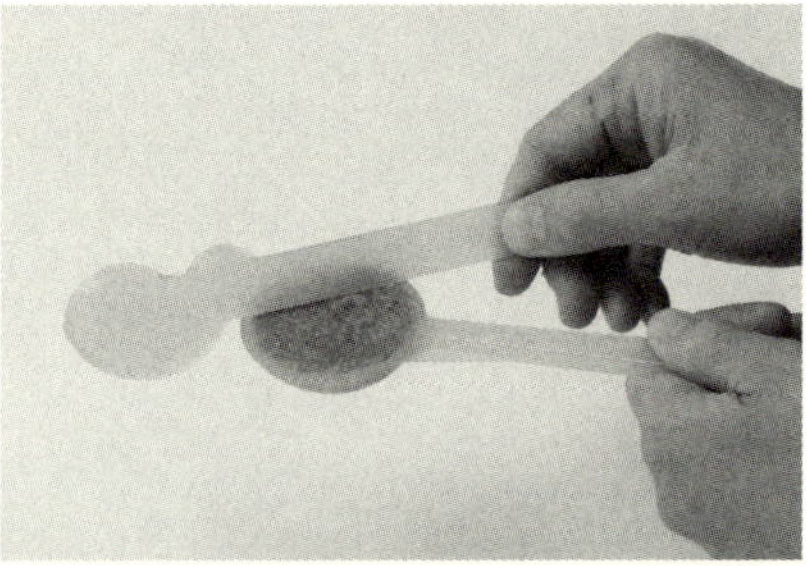

3章

忙しい人も太りやすい人も……
びっくりするほど体が軽く!

「スリムになると、冷えも疲れも消えていきました」

「朝1杯で、体がパーッと熱くなって1日じゅう元気に!」(20代女性・会社員)

この章では、「やせる! みそ汁」によって、うれしい変化を起こした5人のケースを見ていきましょう。

まずは、私のセミナーを聴いたあと、切実な悩みを相談しにきてくれた20代の女性Aさんです。

Aさんは、寒い季節ではなかったのに、ひざ掛けを手にしていました。

体が冷えているようです。こう話してくれました。

この2年で体重が5kg増えました。食事の量を減らしてもまったくやせません。

ちょっと食べるとすぐ太るんです。食事はどんどん減らして、今では朝はスムージー、昼は野菜中心のランチ、夜も脂っこいものは食べず、夜が会食の日はランチにもスムージーを持っていっています。

こんなに努力しているのに全然変わりません。

これ以上、食事を減らしようがないのですが、どうしたらいいんでしょうか？

毎日疲れているので、とても運動する気にはなりません。

Aさんは今にも泣きだしそうなほど悩んでいました。彼女と同じように、「ちょっとでも食べる量を増やすと体重が増える」「食べる量を減らすと体重は減る」と考えている人が多いようです。

たしかに肥満の人が1日の食事のトータル量を減らすと体重は減るでしょう。しかし、一定のところまでくると、それ以上体重は減りません。

それどころか食べる量を減らせば減らすほど、脂肪は落ちにくくなります。脂肪より筋肉が減るので、代謝がかなり下がってしまい、たとえ運動しても脂肪を燃焼しにくい体になります。

そして困ったことに、筋肉だけでなく腎臓や肝臓、心臓などの臓器も、活発に働かなくなります。

体は入ってくるエネルギーでまかなえるように代謝を落とし自然に調整するので、ちょっと食べただけでもきちんと代謝されずに、体重が増えやすくなるのです。

食事の量が減って体に入ってくるエネルギーが少ないということは、使えるエネルギーが少ないということ。

自分では気づいていなくても、体調もダウンして「低空飛行の状態」が続きます。するとと動く気にならず、まるで「冬眠している動物」のような状態になっているのです。

Aさんには、

「食事を減らすことばかりに目を向けず、ふつうの食事にして、きちんと食べて動ける体にしましょう」

と伝え、「いつ」「何を」食べるといいか、アドバイスをしました。

おそらくみなさんは、「食べる量を増やしたら体重が増えるのではないか」と心配していますよね？　食事量を増やしたからといって、体重が増えるとは限りません。

むしろしっかりと食べることで、「やせる体」「太りにくい体」になるのです。

〔アドバイス〕　朝はスムージーより「卵入りのみそ汁」を

極端に食事の量を減らして代謝がかなり落ちてしまったら、先のAさんのように、いったんふつうに食べられる状態に戻すことが最優先です。

まずは朝食から。体を冷やして代謝を下げてしまうスムージーなどはやめて、温かい「**朝みそ汁＋ごはん**」にしましょう。

ぜひとってほしいのが、豆腐や卵などのたんぱく質食品（16ページ参照）です。みそ汁の具に豆腐を加え、卵は「落とし卵」にして入れるのもいいですね。

ゆっくり味わって食べてみてください。

食べた瞬間からポカポカして、お腹の底から元気がわいてきます。気持ちまで満たされてくることがわかるでしょう。

朝から代謝がアップして、1日の消費カロリーが増えます。

そして、**昼食は、肉や魚がメインの和定食がおすすめです**。たんぱく質をとることで、昼間も代謝を高い状態に保つことができます。

先のAさんのように、食事量をかなり制限している場合、いきなり量を増やすと胃腸の働きが伴わないこともあります。ごはんは少なめに食べ始め、少しずつ増やすなど加減してみてください。

昼食を楽しめたら、午後もいつもとは違う元気な体になっているはず。お昼休みに会社のまわりをちょっと歩いたり、仕事からの帰り道にウィンドウショッピングを楽しんだり、意識して体を動かす量を増やしてみるのもいいですね。

夕食は、できるだけ早めにすませましょう。早い時間に食べるほうが、寝るまでの間に多くのカロリーを消費することができます。

揚げ物やあぶらの多い肉などの油脂の多いおかずは控えて、ごはんの量は少なめに。この食べ方をすれば、それまでより1日の食事量が増えても、体重は増えないはずです。

1日を通してちゃんと食べるようにすると、多少、体重が増えても代謝がアップしているので心配ありません。エネルギー不足が解消されて体が軽くなるので、自然と活動量は増えます。

特別に何か運動に取り組む必要はありません。今までだるくて階段なんて使う気にならなかったのが、体が軽くなって上り下りが苦にならなくなってきます。

食事作りもおっくうになっていたのではないですか？　休日に食材をまとめ買いするなどしておけば、食事の準備にも余裕が出てくるはずです。

日常生活の活動量を増やしていくと、しだいに筋肉がついて脂肪がさらに燃えやすくなり、やせる上に、体のコンディションもよくなってきます。

〔アドバイス〕　みそ汁の美容効果で、メイクのノリもよくなる

こうして「やせる！　みそ汁」を始め、食生活を変えていったAさんから、しばらくしてメールがありました。

いいと思っていたスムージーをやめると体調がさらに悪くなるのではないか、と怖かったのですが、思い切ってやめて、小島先生のいう通りに、朝食に、みそ汁とごはんを食べてみました。

ごはんは休日にまとめて炊いて、1食分ずつ冷凍しました。みそ汁はだしからとるのは大変なので、市販の顆粒《かりゅう》だしにして、豆腐入りに。卵も落とし入れて半熟の状態で食べました。

こんな簡単な朝食ですが、作りながら、気持ちがなんだかほぐれてくるのが自分でもわかりました。

朝、こんなにゆったりとした時間をすごすことがなかったからです。ごはんとみそ汁だけでも、とてもぜいたくで豊かな時間に感じられました。

驚いたのは、このごはんとみそ汁の朝食を食べるだけで、体がパーッと熱くなったことです。

これまでは1年365日、手足が冷えていたので、自分はそういう体質なのかとあきらめていたのですが、朝から体がポカポカしたのは不思議な感覚です。

また、最近は同僚とのランチも楽しめるようになりました。以前より顔色がよくなりメイクも楽しくなりました。

これまでは誰かと食事に行くと、人に合わせていろいろ食べなくてはならず、太ってしまうのが怖くて、1人でコソコソっとすませてしまうことが多かったのです。

みんなと食べるようになって気づいたのですが、しっかり食べている人は元気ですね。朝と昼を充実させると、夕食はそんなに食べなくても満足できます。

以前より、食べている量全体はかなり増えたと思うのですが、体重はまったく増えていません。

Aさん、元気になって気持ちも変わったようです。体重もこれから自然な形でおさまっていくことでしょう。

食べても太らない、むしろやせる――と安心できると、食事を楽しめるようになって気づかなかったエネルギー不足が解消し、体も心もコンディションがよくなります。

毎日が充実して、やりたいことをやり続けられるパワーも生まれるのです。

Aさんはこんな工夫をしました

□朝のスムージーをやめた。
□朝、ごはんと、豆腐や卵入りのみそ汁を食べ始めた。
□ごはんは休日にまとめて炊いて、1食分ずつ小分けにして冷凍した。

すると、うれしい変化が！

✦「朝みそ汁」を食べるようになったら、体がポカポカに。
✦顔色がよくなり、メイクが楽しめるようになった。
✦まわりの人とランチを楽しめるようになった。
✦朝と昼を充実させたら夕食も適量で満足できるようになった。
✦食事量をかなり増やしたのに体重は現状維持！
✦「食べたら太る」という恐怖心が和らいだ。

「便秘が解消して、お腹まわりがスッキリしてきました！」（40代女性・サービス業）

最近、糖質制限をしている人たちからの相談が増えています。

40代半ばの女性Bさんもそのひとり。

ダイエットのために夕食のごはんを抜いたら体重が減り始めたのですが、あるときから減らなくなったので、3食とも炭水化物を食べていないそうです。

朝はカフェオレとヨーグルトだけ、ランチはコンビニでから揚げとサラダが定番です。夕食は家族のために作るのですが、私はおかずだけ食べます。

糖質制限でやせた友達から「ごはんは太るけれど、たんぱく質と油では太らない」と聞いたので、お肉や揚げ物などのおかずは気にせず食べています。

お昼前や夕方にお腹がすき、常に持ち歩いている「糖質オフ」と書かれたお菓子を食べています。時々、むしょうに甘いものが欲しくなるので、週に1回くらいは、思いっきり甘いものを食べます。ふだんはガマンしているので、そのくらいはいいですよね?


3食とも炭水化物を抜くようになってすぐに2kg減りました。しかし、1カ月たった頃、またリバウンドしてしまい、今は元の体重より増えてしまいました。

炭水化物をとると体重がさらに増えそうで、怖くて食べられません。

もっとやせたいと思っているのですが、体調のことが気がかりです。朝がとてもだるくて、家族の朝食を作るのを苦痛に感じることがあります。

便秘気味で肌が乾燥しやすいのですが、これは季節のせいでしょうか? 年齢のせいでしょうか?

あと、先日健康診断の結果が出て、コレステロール値が上がっていると指摘され、これも気になっています。
このまま更年期に入るのかなと思うと、なんだか憂うつです。

このBさんのように、「糖質をとると太る」と思っている人は多いですね。「糖質＝太る」ではなく、一度に食べる量や糖質食品の種類、組み合わせる食品、食べ方がよくないと太る、というのが正しい表現です。

〔アドバイス〕 みそ汁とごはんを必ずペアで

糖質は健康な体を保つために重要な栄養素です。
私たちはふだんの生活で、糖と脂肪をエネルギー源として使っています。おおよそ半々くらいの割合です。

脂肪は体にため込むことができますが、糖はほんのわずかしか蓄えることができません。だから**糖質は毎食、コンスタントに適量とる必要**があるのです。

ムリな食事制限をすると体は低血糖に陥り、血糖値を上げようと強烈に甘いものが欲しくなります。

糖質が不足すると、たんぱく質から糖を作って補うことになります。だから、肉や魚などたんぱく質のおかずを食べても、筋肉や骨に回らず、エネルギーとして使ってしまうことになります。

糖質を減らして体重が減った場合は、減らしたい脂肪だけでなく、筋肉も減っているのです。

そうなると、基礎代謝が落ちるので「やせにくい体」になっていきます。

やせることを目的に糖質制限をしていたのに、やせにくく、太ってしまう理由はここにあります。

糖質制限をしながら筋肉を減らさないためには、かなり多めのたんぱく質をとって、筋トレをハードにやる必要があります。これを実現するのはなかなか大変で、ふだんの生活で続けるのは難しいのではないでしょうか。

もうひとつ問題なのは、**糖質制限は美容の大敵となること**。体内の水分が減ってしまうのです。糖は、体内に貯蔵されるとき水分を一緒にキープしています。だから体の中からうるおっているのです。

しかし、糖質の貯蔵量が減ると水分も減ります。行きすぎた糖質制限をするとお肌が乾燥してカサカサになるのは、糖質が足りないという体からの悲鳴です。


さらに気になるのが、**糖を減らすことで、「脂質」に偏《かたよ》る問題**です。

魚や大豆製品の良質な植物系の脂質をとる分にはいいのですが、一般的には糖を減らすと肉や乳製品に含まれる動物性のあぶら、加工食品に多く含まれるトランス脂肪酸が増えていきます。

すると、血液中の悪玉と呼ばれるＬＤＬコレステロール値が上がり、動脈硬化も進行しやすくなります。

特に女性は、更年期にコレステロール値が上がりやすくなるので注意が必要です。

このように、間違った糖質制限は、健康にも美容にもマイナスとなることが多いのです。

〔アドバイス〕腸にいい食物繊維をたっぷりとる「海藻入り」に

ムリに糖質制限をするよりも、「太りにくい糖質のとり方」をするほうが、確実にやせられてリバウンドもしません。

驚くかもしれませんが、まずは、**毎食適量のごはん（基本は茶碗1杯・約150g）をとること**。朝はしっかり、夜は少なめで調整すると、よりいいでしょう。

朝、しっかりごはんを食べると、お昼までお腹がすかず、おやつに手が伸びることもなくなるはずですから。菓子パンやパスタ、丼ものなど、糖質に偏った穀類の単品料理は控えるようにします。

次は、**合わせて食物繊維をしっかりとること**。

ごはんと一緒に食物繊維をとることで血糖値がゆっくりと上昇し、脂肪に変わることなくエネルギー源として使われるようになります。

それには、「海藻入りのみそ汁」が最適です。

わかめやもずく、とろろ昆布は手軽にプラスできるのでいいですね。組み合わせる具を水菜やしめじなど、すぐに火が通るものにすれば時間もかからず手軽です。

海藻や野菜に含まれる食物繊維が血糖値の上昇をゆるやかにします。さらに、海藻に含まれる水溶性の食物繊維に加えて、みそや豆腐などの大豆製品に含まれるイソフラボンには、コレステロール値を下げる働きがあるので、一石二鳥ですね。

また、ごはんに麦や雑穀を加えたり、もずくやめかぶ、豆や根菜などを食べたりするのもおすすめです。

もうひとつ、お菓子を食べる際にも覚えておきたいことがあります。

「糖質オフ」と書いてある商品は、たしかに糖質は抑えられていますが、脂質が抑えられているわけではありません。これが落とし穴なのです。

脂質の種類もトランス脂肪酸を含む、加工された植物油脂が多く使われているので、特にコレステロール値が気になる人は控えめにしたほうがいいでしょう。

おやつを食べるなら、たとえば、甘栗のような食物繊維の多い糖質食品がおすすめです。ナッツ類でもいいですね。小腹がすいてちょこちょこつまんでいるお菓子は「ちりも積もれば」で、無意識のうちにエネルギーのとりすぎの原因になることもあるので要注意です。

先のBさんにも、こうした食べ方のアドバイスをしたところ、うれしい変化が起きました。

白いごはんを食べることには、かなり勇気がいりました。

でも、朝食にごはんを食べたら、やっぱり元気が出るということがわかりました。体は本当はごはんを求めていたのですね。

毎食ごはんを食べるように心がけ、久しぶりにちゃんとしたみそ汁を作って、家族で食べました。子どもたちも喜んでくれたのがうれしくなり、毎朝、ごはんにみそ汁、それと納豆や卵の食生活になりました。

朝から会話も弾みます。「ごはん食」は、やってみると意外とラクで、何より午前中の元気度が違います。

次に、ランチにもおにぎりを1個つけてみました。ちょっとしたチャレンジでしたが、ごはんを食べると、食事の満足度が違いました。腹持ちもいいのでおやつにはあまり手が出ません。

時々襲われていた、「甘いものが食べたい！」という衝動もなくなりました。うれしいことに、便秘が解消されたので気分もいいです。

肌のうるおいも戻りつつあり、メイクも楽しくなりました。しかも、お腹まわりもスッキリしてきてうれしいですね！

Bさんはこんな工夫をしました

□間違った糖質制限をやめ、毎食ごはんをとるようにした。
□朝食は、ごはんとみそ汁を食べるようになった。
□昼食にも、おにぎりをつけた。
□夕食にも、ごはんを少なめで食べるようにした。
□脂質の多い「糖質オフ」のおやつをやめた。

すると、うれしい変化が！

✦腹持ちがよくなり、おやつの量が減った。
✦便秘が解消された。
✦お腹まわりがスッキリ！
✦肌がうるおうようになった。

「夜のつき合いや家飲みの多い私でも、できました」（40代男性・管理職）

体型が気になるのは、女性にかぎらず男性も同じです。

40代の男性Cさんは、もともと食事の量には気をつけていたそうです。ところが、年齢を重ねるごとに、お腹まわりに脂肪がついてきてスタイルが気になると相談されました。

夜、家で晩酌をするのが楽しみなので、昼食はバナナ1本でガマンしています。でも夕方にはお腹がすくので、職場にあるお菓子をつまみ、夜までしのいでいます。家に帰ってお酒を飲んだらその後は何もしたくなくなるので、帰宅後、先に入浴をすませてから夕飯を食べます。食事をしながら飲んで、気持ちよくなって寝るのが幸せ～。

いつもはビール1本と焼酎のお湯割りを2～3杯程度ですが、ストレスに比例して量が増えるのが困りもの。

お腹の出っ張りが気になるのでごはんは食べず、食卓のおかずをつまみながら飲みます。飲むと食欲が増すのか、気がつくとおかず以外のつまみにも手が伸びてしまい、食べすぎてしまうこともあるかな。

そのため、休日は山に登ったりと体を動かす努力はしています。ところが、まったく体重が減らないし、お腹まわりの脂肪も落ちません。

どうしたらいいでしょうか？

Cさんのように、「夜はお酒を飲むのでランチは軽くしておく」という調整をしている人がよくいます。

「1日のトータルでとるカロリーを調整する」というのは、一見賢いやり方のようですが、これではうまくいきません。

これは、私たちの体は、午前0時の時点で、その日24時間の摂取カロリーと消費カロリーのプラス・マイナスが計算されて、脂肪が増えたり減ったりするわけではないからです。

大切なのは、1日の総カロリーで考えるのではなく、今の食事から次の食事までのプラス・マイナスです。

1回の食事の摂取カロリーを減らしすぎて、次の食事までの消費カロリーがそれを上回ると、エネルギーが不足した低血糖の状態になり、筋肉を取り崩してエネルギーをつくることになります。

その状態で食事をとると、血糖値は一気に上がります。するとインスリンというホルモンが過剰に分泌され、中性脂肪として、脂肪細胞にどんどん送りこむことになります。筋肉を減らして脂肪が増える〝プチリバウンド〟を招いているのです。

これが続くと、お腹まわりの脂肪がたまっていくのです。

先のCさんは、夕方、ものすごくお腹がすいたかなりの低血糖状態でお菓子を食べているので、1日の中で何度も血糖値が乱高下し、かなり太りやすい食べ方になっていたのです。

夕食をたっぷりとるからといって、昼食を減らしたりしてはいけません。きちんと食べましょう。

すると、夕方のおやつが減りますね。もしかなりお腹がすく場合は、おにぎり1個程度を夕食までのつなぎとして食べておくのもおすすめです。

夕食のときにお酒を飲むペースも、つまみに手が伸びるペースも少し落とすことができるかもしれません。

ポイントは、猛烈にお腹がすいた状態で食事をしないことです。

ほどよい空腹感を体で覚え、1回の食事量や食間の食べもののとり方でコントロールできるように意識してみましょう。

〔アドバイス〕「みそ汁から食べ始める」と、食べすぎにならない

また、夕食のときにお酒を飲む人が気をつけなければならないのが、ついつい遅くまで飲んでしまい、寝るまでの時間が短くなってしまうこと。これも、太りやすい原因のひとつです。

夕食の時間を変えることで、太りにくくなります。

家で晩酌する人は、できるだけ帰宅後すぐに夕食にして、お酒を飲む時間も含めて食卓にいるのは1時間以内と決めましょう。タイマーをセットしたり、家族に宣言したりするのも有効ですよ。

その後、食べ終えてから、1時間ほどテレビを見るなり時間をおいてから、ゆっくり入浴して寝る――こんな生活リズムに変えると、アルコール量が増えることがなく、

夕食後の消費カロリーも増やすことができて、お腹まわりの脂肪は落ちやすくなります。

この生活に切り替えると、お腹まわりはしだいにスッキリしてきます。

夕食や入浴の時間が変えられない場合は、食事の内容にひと工夫してみましょう。**食事の最初、お酒を飲む前に野菜や海藻たっぷりの「やせる! みそ汁」を食べてみてください。**

するといったんお腹が落ち着くので、食べたり飲んだりするペースがゆるやかになります。食物繊維をとることで、糖やあぶらの吸収がゆるやかになり、お腹まわりの脂肪が落ちやすくなります。

先のCさんにもうれしい変化が起きました。

昼食のバナナを定食屋のランチに変えたらさすがに太るのではないかと、疑心《ぎしん》暗鬼《あんき》でした。でも、食べても体重はまったく増えませんでした。夕方にお菓子を食べる必要もなくなりました。

今までの自分のガマンは何だったのでしょうか？

夕食後の入浴はやっぱりできません。飲むとだるくなって、そのまま寝たくなってしまうのです。

だからまずは食事の内容に気をつけることにしました！

妻に頼んで、野菜たっぷりのみそ汁をつけてもらったんです。お酒を飲む前にみそ汁を口にするのはちょっと抵抗がありましたが、食べるとお腹が落ち着きます。

いつもは飲むと食欲が増してどんどん食べたくなるのですが、みそ汁を先に食べているせいか、不思議と酒の量が増えることもなくなりました。

ダラダラ飲まず、食卓にいる時間も1時間で終えるように心がけています。

また、今までムリだと思っていたのですが、休肝日を作ったら、毎日飲まなくてもいいことに気づきました。

まだお腹まわりの変化はわかりませんが、体が軽い感じがしています。

〔アドバイス〕　1食抜くとかえって太る

「やせる！　みそ汁」を始めると、体のコンディションがよくなるので、体を動かすのがおっくうでなくなります。

Cさんは、ランニングを始めました。

「休日にランニングウエアに着替えて、家から出てしまえば気持ちいいと感じるようになってきました。2週間たった頃、ベルトの穴が1つ小さくなったんです！」

と、次の報告が届きました。

大事なことなのでくり返しますが、食事の量や内容は、1日のトータル量で考えればいいというものではありません。

次の食事までに必要な量をとることが大切です。

1日に食べる総カロリーが同じなら、1食より2食、2食より3食に分けるほうが太りにくくなります。

また、1日の中でも食べる時間帯によって、カロリーの消費量に違いがあります。

朝食と昼食は、しっかり食べてもちゃんと食べた分のカロリーが消費されるので、太らないのです。

朝食をとると体温が上がり代謝がよくなるため、1日の消費カロリーが増えます。

なので、朝食はしっかり食べても太ることはありません。

むしろ抜くことで体温が上がらず、「太りやすい体」をつくることになります。だから、**朝食を抜いている人のほうが、食べている人より肥満の割合は4倍ほど高いの**です。

昼食も食べても太りません。

昼食から夕食までの時間が一番長い人が多いと思います。時間が空くということは、消費するカロリーも多いということです。

また、午後は1日の中でもっとも代謝のいい時間帯なので、体を動かしても動かさなくても、生活しているだけでエネルギーをたくさん消費するからです。

他方、夕食は同じようにはいきません。夕食から朝食まで、つまり就寝しているときが、もっとも活動量が少なくなります。

体温も下がるので消費カロリーはグンと減ります。消化酵素の分泌も悪くなるので、食べたものが代謝されにくく、太りやすくなります。

そうはいっても、「落ち着いて食べられる夕食くらい好きなものを食べたい」「お酒も飲みたい」と思われるかもしれません。

夕食も工夫しだいで「食べやせ」はできます。先のCさんのように、夕食の内容と、夜のすごし方を変えてみると、効率よくやせられます。

厳しい制約をしないとやせないと思っていませんか?

ムリにガマンすると、反動で必ず過食するときがあります。

大事なのは、できるだけムリやガマンをせず、効率的にやせられる優先順位の高いところから変えることです。

Cさんはこんな工夫をしました

□昼食を抜かず食べるようにした。
□お酒を飲む前に「野菜たっぷりのみそ汁」を食べた。
□夕食の時間を1時間ほどにした。
□ダラダラ飲むのをやめた。

すると、うれしい変化が！

◆夕方のお菓子が減った。
◆自然にお酒の量が減った。
◆体が軽くなり、ランニングを始めた。
◆2週間でベルトの穴が1つ小さくなった。

「〝ぽっちゃり体型〟から卒業です！」（30代女性・会社員）

「やせる！　みそ汁」をより活かすために、みそ汁と一緒に必ず「ごはん」を食べることをおすすめしていますが、最近はごはんをあまり食べずに、「パン」を主食にする人が増えています。

忙しいときでも手軽に食べられますし、おいしいパンもさまざまあります。

「やせられない」と相談を受けたDさんも、パンが大好きな30代の女性です。ぽっちゃりした体型を気にしていました。

若い女性に多いのですが、自分ではヘルシーな野菜をたくさん食べているつもりなのに、太ってしまうのです。

とにかくパンが好きなんです。高校生の頃から1日2食はパン。社会人になって3食パンということも多くなり、いつもお気に入りのパンを冷凍庫に保存してあって、朝はそれを焼いて、カフェオレと一緒に食べるのが至福の時間です。

ランチはパン好きの同僚と、おいしいパン屋さんを探して食べに行くことが多いので、朝のパンは少しでガマンして、必ずサラダを添えます。

甘いパンも好きですが太りそうなので、ランチの楽しみに。甘い飲み物は控えておこうと思って野菜ジュースをつけています。

夕食は油分の少ないベーグルが多いです。最近のお気に入りは米粉で作ったベーグル。チーズにアボカドやトマトなど、野菜をたっぷりサンドして食べます。

パンの量はセーブしているし、野菜もたっぷり食べていてヘルシーにしているはずなのに体重が増える一方なのはなぜでしょうか？

パンはごはんより食べごたえがないので軽く食べられますが、脂質が多く含まれ、意外と高カロリーです。

特にバターや生クリーム、チーズなど動物性の油脂が多いパンは、体脂肪に変わりやすくなります。

【アドバイス】　カロリーを抑えるだけでは、なぜ体重が減らないのか

しかし、パン食だけが太る原因ではありません。

このDさんにも代表されるように、**パンを主食にした食べ方で問題なのは、たんぱく質不足です。**

私たちの体をつくるモトになる栄養素の中で、もっとも多いのはたんぱく質。

筋肉、骨、肌、髪、爪、そのほか全身の細胞の材料で、これらは日々、食事からとるたんぱく質で新しく作り替えられています。

糖質や脂質のように、体内にストックできないので、不足すると細胞が衰えていきます。

これまでお伝えしたように、体重に大きく影響するのは、筋肉が減ってしまうこと。筋肉が減ると基礎代謝が落ちるので、たとえ運動しても消費するカロリーが減ります。結果、それほど食べていないのに体重が増えるということになります。お肌や髪、爪など美容面にも影響が出てくるでしょう。

こうお話しすると、「たしかに、肉や魚、納豆など、あまり食べていませんでした」とDさんも自覚していました。

野菜からとれるビタミンやミネラル、食物繊維も体には欠かせませんが、それよりはるかにたんぱく質は重要な栄養素です。

Dさんのように、「野菜さえ食べていれば健康で美しくいられる」と考える人は多いのですが、たんぱく質、脂質、炭水化物の3大栄養素をバランスよくとってはじめて、野菜からとる栄養素が体内で有効活用されます。

もしパン食にするのであれば、必ずたんぱく質のおかずを添えるようにしましょう。または、具材としてたんぱく質が使われているものを選ぶのでもよいでしょう。

朝食には卵を添え、昼食のパンも1つはサーモンやツナなど、たんぱく質の具をサンドしたものを選び、夜のベーグルには蒸し鶏をサンドするなどしてたんぱく質をとれるよう工夫してください。

【アドバイス】「ごはん」にもひと工夫して脂肪を燃やす

そして休日だけでも、ごはんと「やせる！　みそ汁」にしてみましょう。特に朝食はパンよりごはんのほうが、食べたときに体内で熱が生まれやすく体温がグンと上がります。

卵かけごはんや納豆ごはんを食べてみて体で変化を感じてください。

「食べやせ」の効果で、そのあと1日を通して脂肪を燃焼しやすい体にしていくことができます。

こうしたことをDさんにもアドバイスすると、日曜の朝、高校生の頃以来のごはん食を試してくれました。

日曜日の朝、ごはん食を試してみました。しばらくぶりのごはんでしたが、意外と食べられました。たしかにパン食の日より体が温まり、元気に活動できる気がします。

効果を実感できたので、平日も朝はできるだけごはんにすることにしました。仕事にも集中できるようになったんです。

そして、具だくさんの「食べてやせる」みそ汁にもチャレンジしました。1人暮らしでみそ汁を作るのは初めてだったのですが、本を見ながらだしをとって作りました。

思ったよりおいしくできて満足です。

だしの香りをかぎながら、子ども時代を思い出しました。

母がいつもおみそ汁を作ってくれて、家族みんなで朝食を食べていたなあ。

あの頃は、今より元気だったと思います。子どもだったから当然かもしれませんが、やっぱりごはんとみそ汁のパワーもあったのではないかと感じます。

いろいろなみそ汁を作ってみたくなりました。


子どもも授かりたいと思っているので、その準備としても、だしをとってみそ汁を作る生活を続けてみようかと思います。

パン食は1日1回、ランチで楽しめばいいですものね。

たんぱく質のとり方にも意識がいくようになってから、以前より体がスッキリしてきた気がします。自分の感覚としては、こんなにがっちり食べているのに体重が増えないなんてびっくりです。

Dさんはこんな工夫をしました

□朝食をごはん食にした。
□具だくさんの「やせる！ みそ汁」作りにもチャレンジした。
□パン食は1日1回ランチで楽しむだけにした。
□たんぱく質のとり方を意識するようになった。

すると、うれしい変化が！

✦体が温まるようになった。
✦朝から活動的にすごせるようになった。
✦仕事に集中できるようになった。
✦食べる量が増えたのにかえって太らない！

「帰宅が遅くても……このみそ汁1杯でお腹も大満足！」（20代女性・スポーツインストラクター）

〝体づくり〟のプロの方でも、忙しい中で体重コントロールをするには苦労があるようです。

相談を受けたEさんは、スポーツジムでインストラクターをしている20代後半の女性。

仕事柄、体型に気を遣って、効率よく栄養素をとりたいと考え、朝はプロテインでたんぱく質を補給しているそうです。

プロテインをとっていても思うように筋肉が増えず、年々体脂肪率が上がってきているのが気になるということでした。

昼食は忙しいこともあってパンで簡単に短時間ですませているせいか、夕方からのレッスン前には空腹になります。でもレッスン前には食べたくないのでそのまま動いてしまうんです。

そうすると空腹を感じなくなるので、ダイエットになっていいのかなと……。

家に帰りつくとものすごく疲れているので、自炊する気力がなくコンビニ弁当に頼ることが多いです。エネルギー切れの分、がっつり食べたいので、牛丼やロコモコ丼など、肉系の丼ものを選んでいます。

体重は変わりませんが、最近は、飲み会などが続くと体重が増えることがあり、戻すのが大変になってきました。

〔アドバイス〕 キレイにやせるには「たんぱく質」がポイント

Eさんは、昼食でたんぱく質がとれていないうえ、昼食と夕食の間がかなり空いています。

運動前に、必要なエネルギーと筋肉の材料となるたんぱく質がとれていれば、運動後、筋肉がつくられていくのですが、この食べ方では筋肉を壊してエネルギーを生み出しているので、体重は変わらなくても、筋肉から脂肪に変わってきています。

さらに問題なのは、夜、「空腹でがっつり食べる」というのも、**もっとも太りやすい食べ方**なのです。

血糖値がかなり低下している状態で、炭水化物と脂質たっぷりの食事をとっているので、血糖値が上がり、体脂肪がどんどんつくられる悪循環の組み合わせです。

今は運動量が多く、年齢も若いので体重はあまり増えていないようですが、このまま続けると、体脂肪が増えて体重が戻らなくなってくるでしょう。

Eさんには、次のような食べ方のアドバイスをしました。

まず、朝食はプロテインだけでなく、ちゃんと炭水化物をとること。おにぎり2個程度をプラスするだけでOK。

すると、午前中にいっぱい消費するカロリーを補うことができ、やせやすい体になります。

昼食は同じパンでも、肉や魚、卵が具に使われているサンドイッチやハンバーガーにしてたんぱく質をとりましょう。

そして、夕方に強い空腹にならないようにするためには、お昼にもう少しカロリーをとっておくことです。

できれば、ゆで卵や牛乳、豆乳などを加えます。

また、たんぱく質がとれる「さけおにぎり」や「納豆巻き」などを買っておいて、運動したあとにすぐ食べると、新しい筋肉がつくられやすくなります。

夕食は、ごはんを事前に炊いておいて、出来合いの焼き魚や魚の缶詰などを買ってきておかずとするだけでも、だいぶ変わってきます。

〔アドバイス〕　夕食が遅くても太らないみそ汁を選ぶ

野菜も不足しているので野菜を多めにして、豆腐などのたんぱく質食品が入ったみそ汁を添えましょう。

本書で紹介する「やせる！　みそ汁」であれば、前述のおかずは添えなくてもＯＫです。

Ｅさんは、こうしたアドバイスにそって、食生活を変えてみたのです。

まず、休日にごはんを炊いて1食分ずつ冷凍しました。
やれば簡単にできることなのに、今までこの発想はなかったです。

朝食はプロテインをこれまでの半分にして、ごはんに卵を添えました。午前中のレッスンではキレがよく、これまで朝食が足りていなかったということを実感しました。

昼食は相変わらず時間がとれないのですが、ハンバーガーにしました。レッスン前にプロテインを少し飲むと動きもよくなりました。

この朝食、昼食のパターンにしてから、家に帰って夕食を準備する余力が生まれてきました。

夕食だけは充実させようと決めて、みそ汁作りにチャレンジしています。たんぱく質と野菜を1品で補うために、豆腐と野菜をたっぷり入れたみそ汁にして食べます。

とても食べごたえがあってお腹が満足しますし、体の芯から温まり、1日の疲れがいやされる感じがしました。

夜だけでも自炊すると、体だけでなく、気持ちも落ち着くと気づきました。朝の寝起きも自然によくなり、いいサイクルになっていることを実感しています！

Eさんはこんな工夫をしました

□休日にごはんを炊いて1食分ずつ冷凍保存した。
□朝食はごはんに卵をつけた。
□昼食はたんぱく質のとれるハンバーガーにした。
□夕食に具だくさんの「やせる！ みそ汁」を作った。

すると、うれしい変化が！

✦スポーツジムでのレッスン中、体のキレがよくなった。
✦朝、スッキリ起きられるようになった。
✦夕方、食事を作る余力が生まれた。
✦気持ちも落ち着くようになった。

5人の取り組み、いかがでしたか。

もともとみなさん、体型に気を遣っていただけに、「食べると太ってしまうのでは？本当にやせるの？」と半信半疑だったことでしょう。

でも、体は正直に応えてくれます。

◎しっかり食べる↓代謝がアップ↓「やせる体」「太りにくい体」に

というシンプルな仕組みです。

しかも、みそ汁の具材をアレンジすると、「美肌になる」「疲れがとれる」「冷え性がよくなる」などの〝プラス効果〟も期待できます。


次の4章では、そんな「食べやせ＋α《アルファ》」効果のある、すごい「やせる！みそ汁」レシピを紹介します！

コラム――
手料理作りの「新入社員研修」が好評です

健康や食生活のアドバイスを行なう私の会社では、企業にも研修に行くことがあります。

ある企業では新入社員を対象とした「調理研修」を10年ほど続けています。その企業の新入社員は地方出身の人が多く、新しい土地で1人暮らしを始める例がほとんどです。

親元から離れて生活するようになり、最初に困るのが毎日の食事だといいます。

あるとき、私の故郷、熊本出身の新入社員の女性に「お母さんの料理が食べたい」といわれたときは、彼女の親のような気持ちになってしまい、グッときたことも。

はじめのうちは、時間がかかったり失敗したりすることもありますが、みんな上手になって自分で作って食べられるようになります。

それまで、まったく料理なんかしたことのなかった人が、日曜日に1週間分を作り置きし、弁当も持っていくようになったケースもありました。

「今は買い物も入れると6時間くらいかかるんです。まだ要領が悪くて。でも、続ければ上手に、早くできるようになりますよね。

仕事もなかなか慣れなくて大変ですが、料理をがんばっていることを母にほめられたのはうれしかったし、仕事でも、必ず努力を見てくれる人がいるからといわれたのでがんばります」

この話を聞いたときは本当に感動しました。

作って食べることは、「生きる力」になると感じます。

栄養状態が悪くなると、よいコンディションで仕事を続けるのが難しくなります。

この企業でも以前は、ゴールデンウィーク後になると、辞めたい、地元に戻りたい、と悩む新人が出たそうなのですが、この調理研修を取り入れるようになってから、そういう社員はグンと減ったとのこと。

まずはきちんと食べることが基本なのです。

自分で調理すると、栄養的に満たされるだけでなく、作って食べる、ホッとする時間が「心をいやしてくれる」ことがわかるはずです。

それが、仕事もプライベートも充実させる一歩につながっていくのでしょう。

作り方のコツ③

「鍋」を上手に使って時短に

「やせる！ みそ汁」は、汁が少なめで具だくさんなので、鍋はフタがあると、具材に火が通りやすくなって、調理時間を短くできます。

しかも、煮汁の蒸発も防げるので、塩分が濃くなりすぎずにすみます。

また、鍋のサイズは、本書のレシピの2食分を作るには、コンパクトで使いやすい直径15㎝くらいがおすすめです。

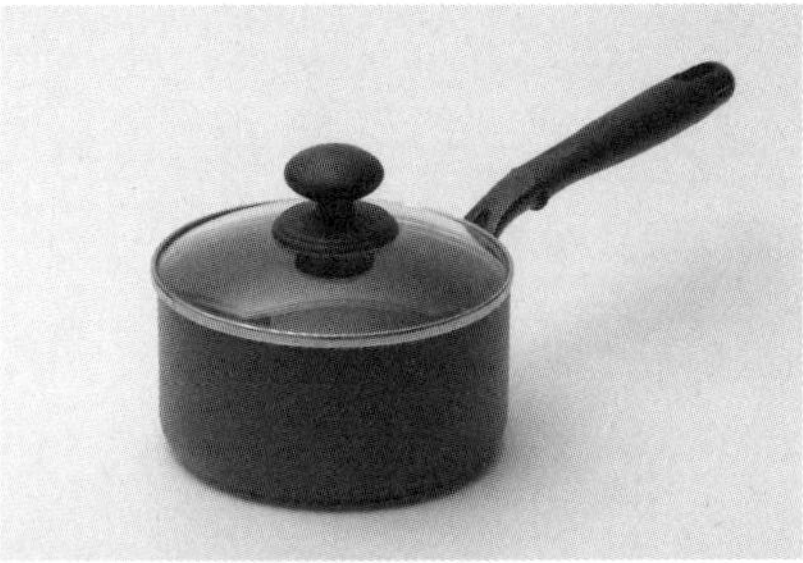

4章

＼カラー版／ とっておきのレシピ18品

簡単でおいしく、おかずなしで大満足！

この章では、「やせる」ことに加えて、「美肌」「冷え解消」など、さまざまな悩み解消につながる「やせる！みそ汁」のレシピを紹介します。それぞれ、「朝みそ汁」タイプの人によりいいか「夜みそ汁」の人によりいいかもご参考にしてください。

美肌にも
代謝アップに

朝
みそ汁

たんぱく質たっぷり！「食べやせ」効果アップ

鶏肉とスナップえんどうの牛乳みそ汁

食べやせ POINT 低脂肪・高たんぱくの鶏ひき肉をメインにして牛乳を合わせ、美肌作りに欠かせないたんぱく質がたくさんとれるみそ汁。ビタミンCとカロテンを含むスナップえんどうをプラスすることで、代謝がさらにアップします。

調理時間◎10分

材料（2食分）

鶏むねひき肉 150g　スナップえんどう 120g
しめじ（石づきを除く）60g
だし 200ml　牛乳 100ml　みそ 大さじ1½

作り方

1 スナップえんどうは筋をとり、しめじは小房にほぐす。
2 鍋にだし、1を入れて火にかけ、煮立ってきたら鶏ひき肉をスプーンで一口大にして入れる。アクをすくい、ふたをして弱火で３～４分煮る。
3 牛乳を加え、みそをとき入れ、ひと煮立ちしたらおわんに盛る。

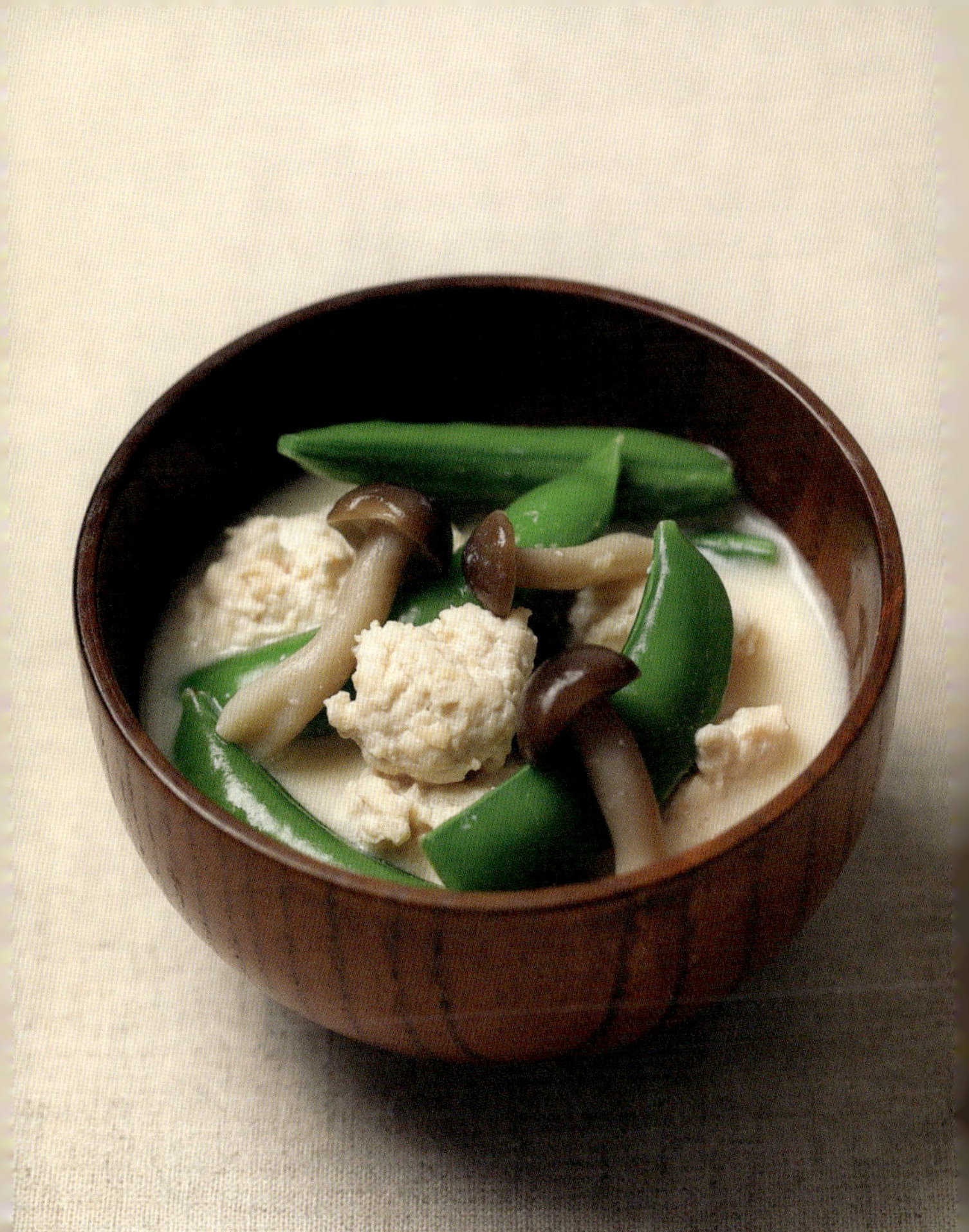

・1食あたり・
216
kcal

たんぱく質	脂質	炭水化物	食物繊維	食塩相当量
21.6g	9.2g	12.8g	3.3g	1.8g

冷え解消にも
パワーチャージに

朝 みそ汁

体の芯から温まり脂肪が燃えやすい

鶏手羽元とじゃがいものみそ汁

食べやせPOINT　エネルギー不足になると、代謝が下がって脂肪が燃えず、太りやすくなります。忙しいときこそ、しっかり食べてエネルギー補給をしておきましょう。じゃがいも、にんじん、玉ねぎの甘みが混ざり合って、お腹も気持ちも満たされるみそ汁です。

調理時間 25分

材料（2食分）

鶏手羽元 4本　じゃがいも 小1個　にんじん 50g
玉ねぎ 60g　ブロッコリー 60g　だし 300ml　みそ 大さじ1½

作り方

1 じゃがいもは1cm厚さの半月切り、にんじんは5mm厚さの半月切り、玉ねぎは1cm幅に切り、ブロッコリーは小房に切り分ける。
2 鍋にだし、鶏手羽元、じゃがいも、にんじん、玉ねぎを入れて火にかけ、煮立ってきたら弱火にし、ふたをして15分煮る。ブロッコリーを加えて再びふたをして3分煮る。
3 みそをとき入れ、ひと煮立ちしたらおわんに盛る。

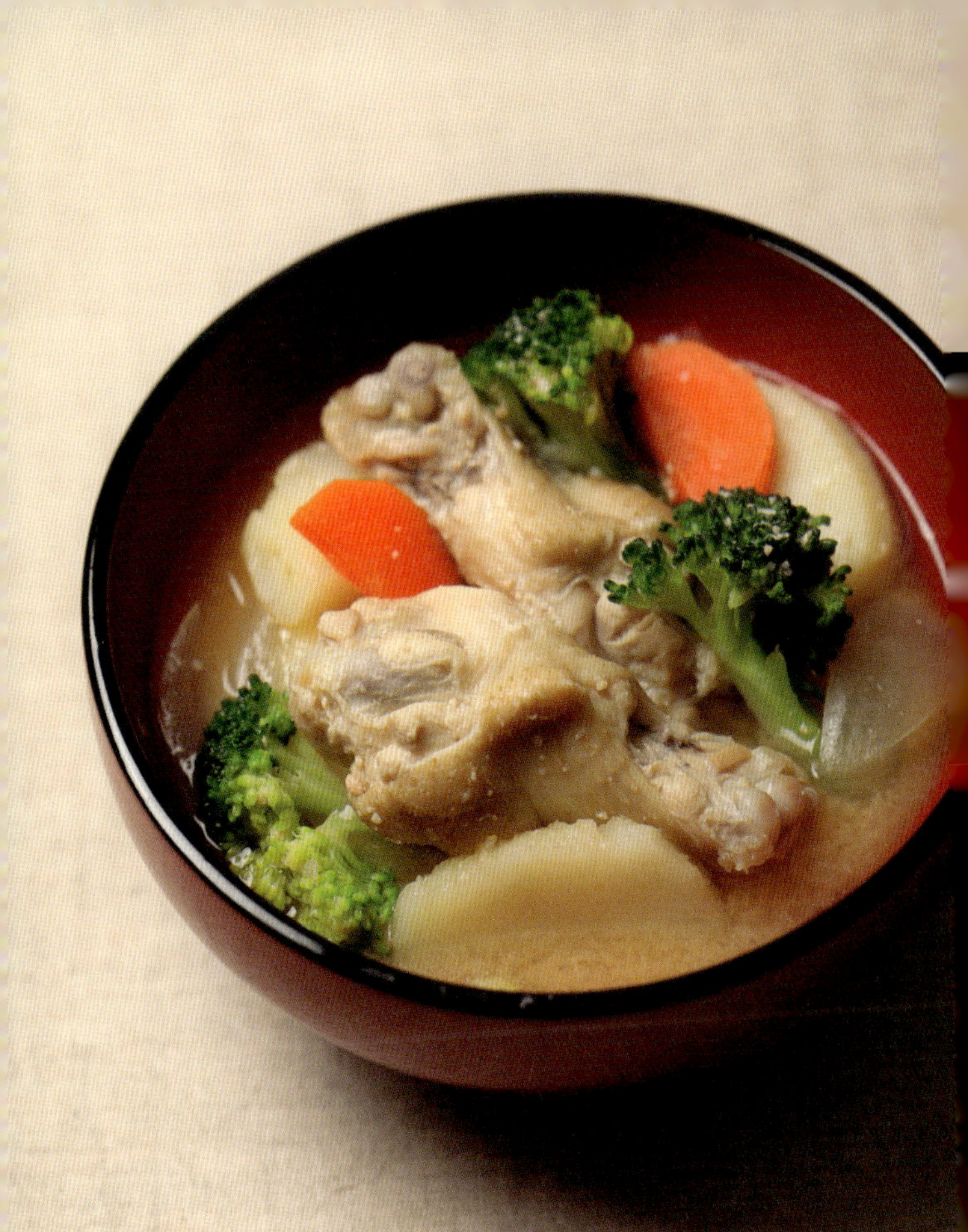

・1食あたり・
347
kcal

たんぱく質	脂質	炭水化物	食物繊維	食塩相当量
25.3g	18.6g	18.3g	3.8g	1.9g

美肌にも
むくみをとる

朝 みそ汁

「むくみ太り」が消えていく!

豚肉とじゃがいも、トマトのみそ汁

食べやせPOINT むくみが気になる人は、塩分（ナトリウム）の排出を促すカリウムをたっぷりとればスッキリやせ。じゃがいもやトマトに多く含まれるカリウムは、煮汁の中にとけ出すので、汁ごととれるみそ汁がおすすめです。

材料（2食分）　調理時間12分

豚こま切れ肉 150g　じゃがいも 中1個　トマト 大1個
だし 300ml　みそ 大さじ1½　黒こしょう 少々

作り方

1 じゃがいもは1cm厚さのいちょう切りにし、トマトはくし形に切る。
2 鍋にだし、じゃがいもを入れて火にかけ、煮立ってきたら豚肉をほぐして加え、アクをとり、トマトを加える。ふたをして弱火で5〜6分煮る。
3 みそをとき入れ、ひと煮立ちしたらおわんに盛り、黒こしょうをふる。

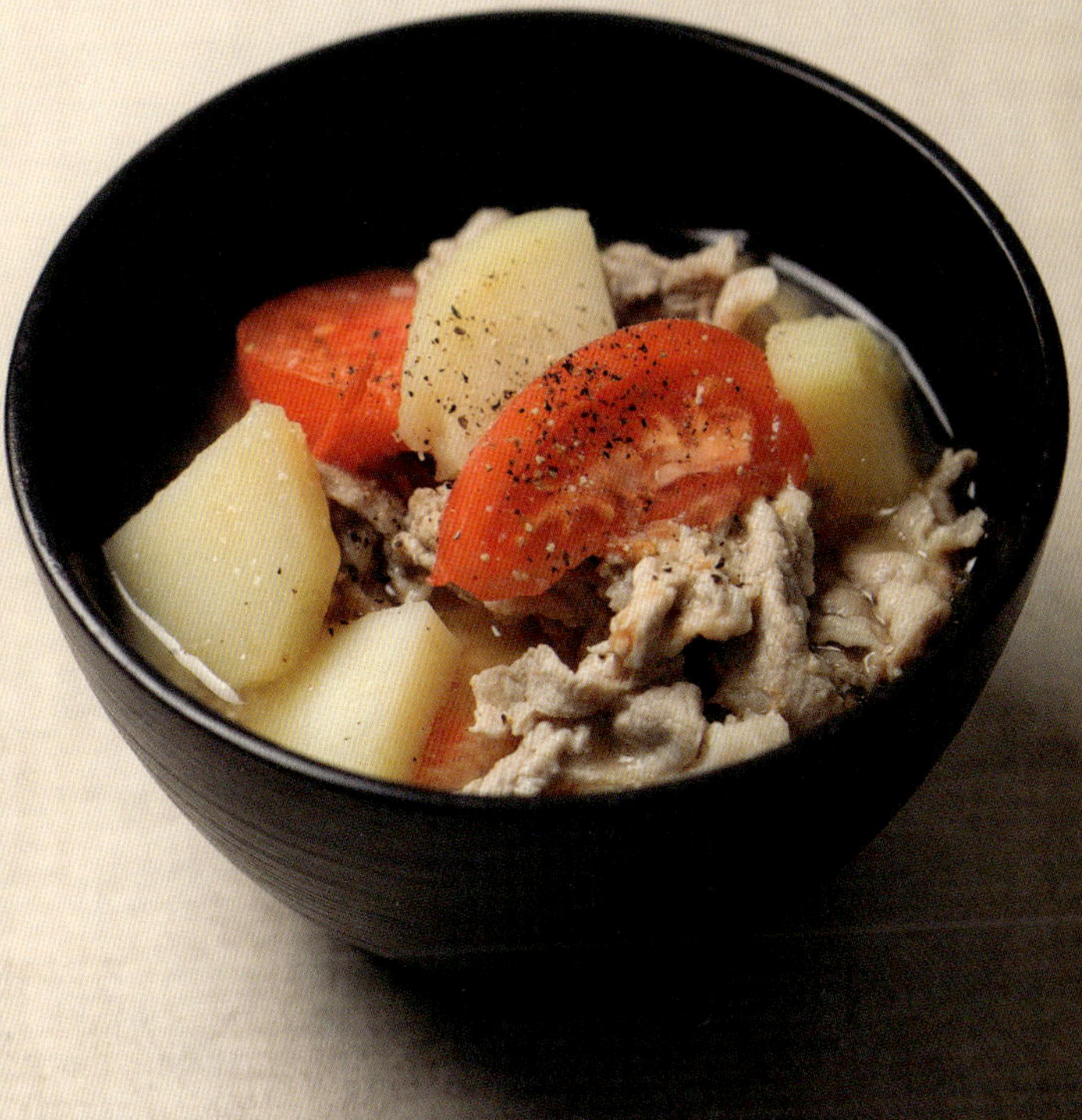

・1食あたり・
292
kcal

たんぱく質	脂質	炭水化物	食物繊維	食塩相当量
16.4g	15.4g	21g	2.7g	1.8g

疲労回復にも
むくみをとる

朝 みそ汁

フェイスラインがシャープに

鶏肉とわかめの濃厚とろろ汁

食べやせPOINT 長いもとわかめで、カリウムがたっぷりとれるむくみ解消のみそ汁です。長いもは、他にも、消化を助けるムチン、ビタミンB、ビタミンC、食物繊維などがバランスよく含まれています。また、鶏肉のたんぱく質で代謝も上がり、ますます「やせやすい体」に。

調理時間 10分

材料（2食分）
鶏ももひき肉 150g　長いも 200g　乾燥カットわかめ 2g
だし 300ml　みそ 大さじ1½

作り方
1 長いもはすりおろす。
2 鍋にだしを入れて火にかけ、煮立ってきたら鶏ひき肉をスプーンで一口大にして入れ、アクをすくい、ふたをして弱火で3分煮て、1の長いもと乾燥わかめを入れる。
3 みそをとき入れ、ひと煮立ちしたらおわんに盛る。

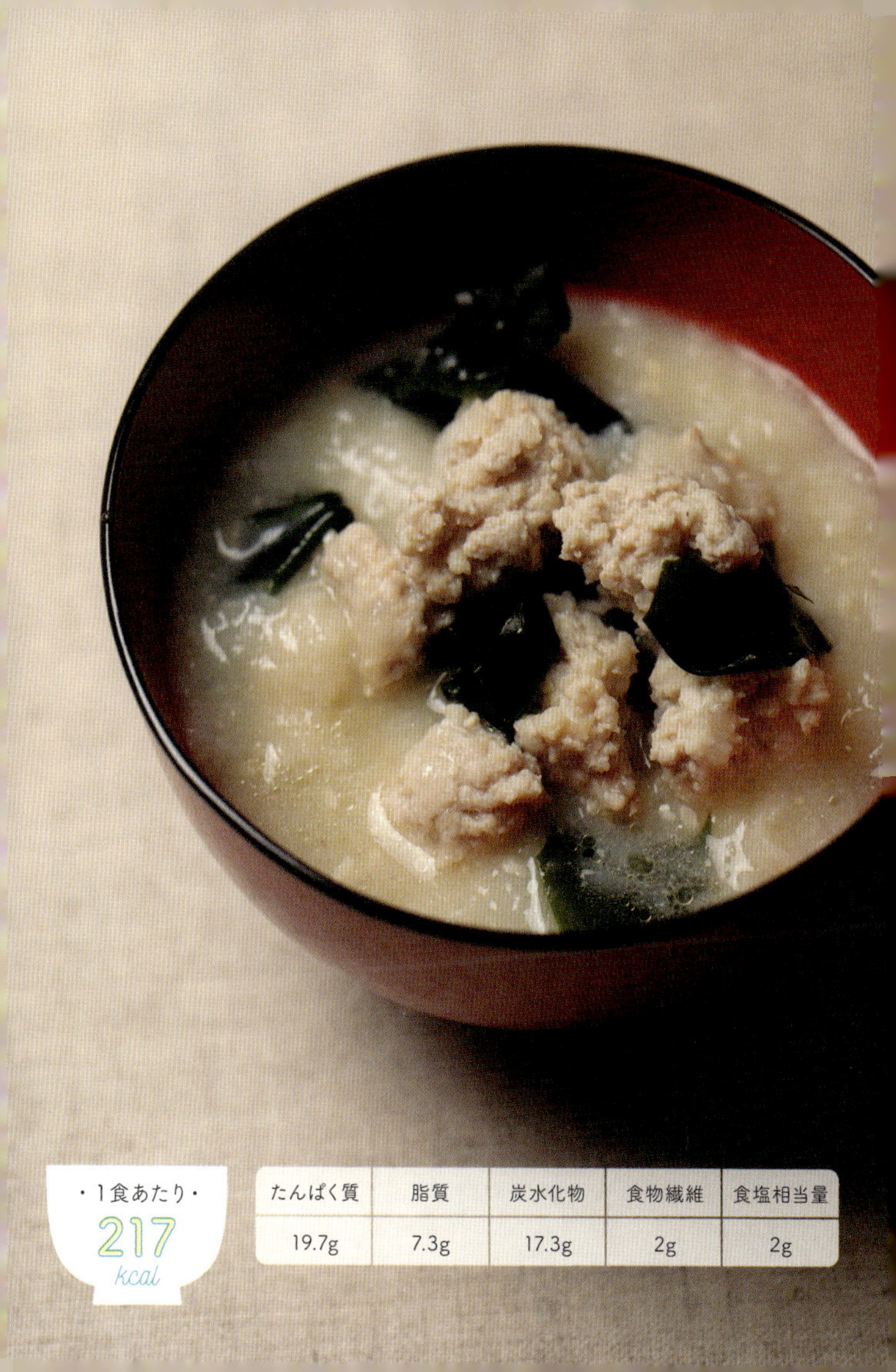

・1食あたり・
217
kcal

たんぱく質	脂質	炭水化物	食物繊維	食塩相当量
19.7g	7.3g	17.3g	2g	2g

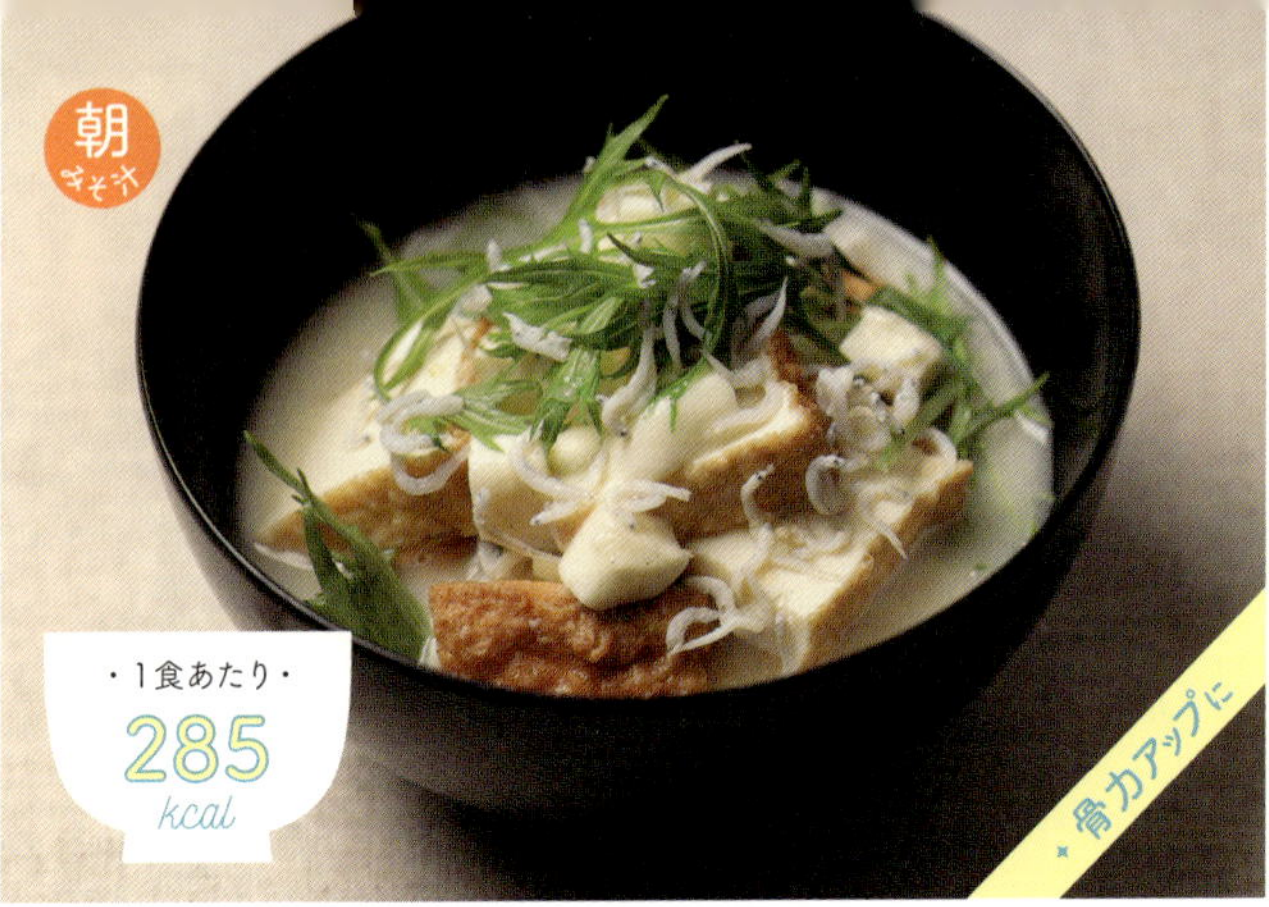
朝
みそ汁
・1食あたり・
285
kcal
骨力アップに

コクまろチーズでカルシウムいっぱい

厚揚げとモッツァレラチーズのみそ汁

食べやせPOINT　たんぱく質に加えてカルシウムも豊富。1杯で1日に必要なカルシウム摂取量の2/3がとれるほど。

材料（2食分）　調理時間 8分

モッツァレラチーズ 100g　厚揚げ（絹ごし）小1個
しらす干し 20g　水菜 60g　だし 300ml　みそ 大さじ1½

作り方

1 モッツァレラチーズは1cm角に切り、厚揚げは半分に切ってから5mm厚さに切り、水菜は4cm長さに切る。
2 鍋にだし、モッツァレラチーズ、厚揚げ、しらす干しを入れて火にかけ、煮立ってきたらふたをして弱火で1～2分煮る。
3 みそをとき入れ、水菜を加え、ひと煮立ちしたらおわんに盛る。

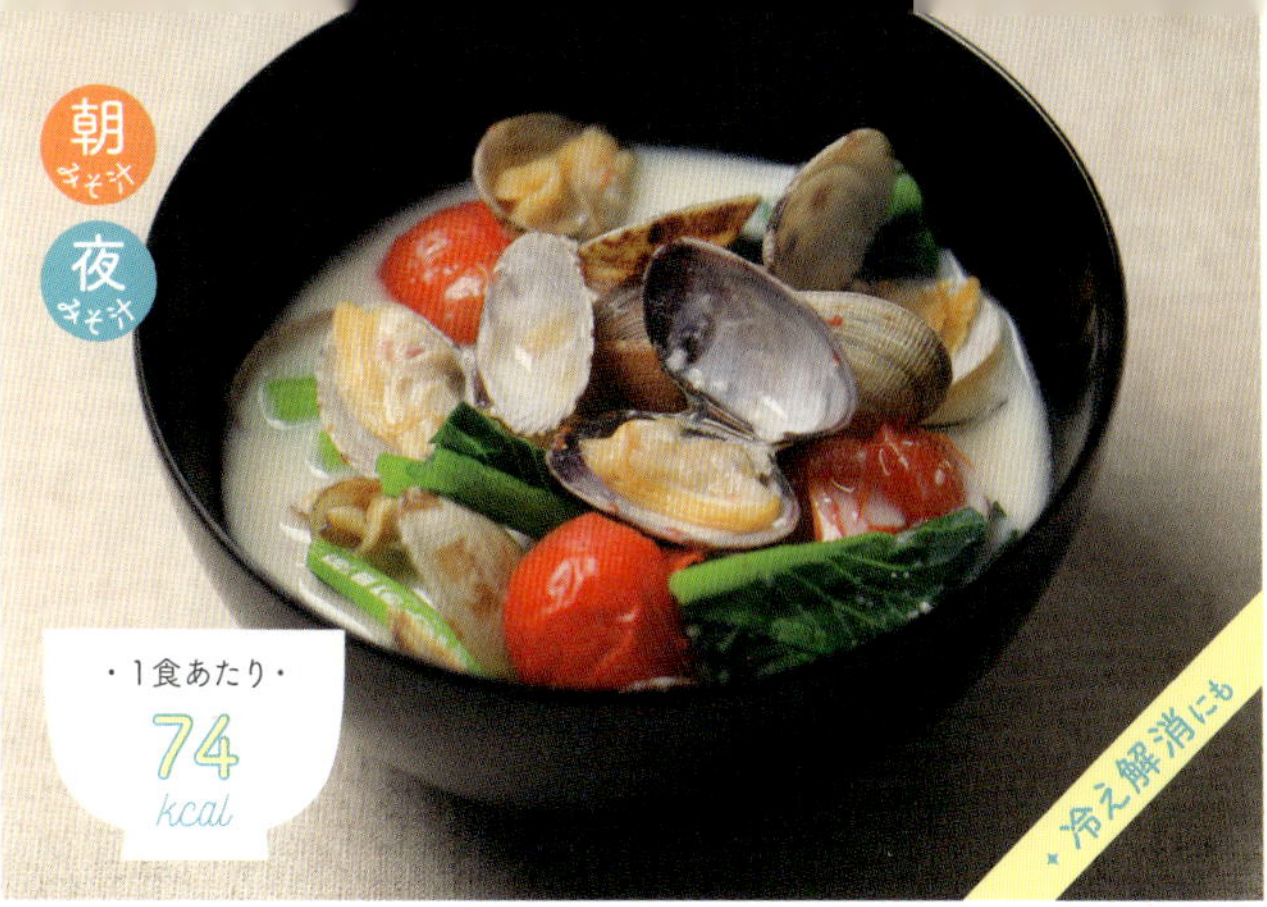
朝
みそ汁
夜
みそ汁
・1食あたり・
74
kcal
冷え解消にも

鉄分を効率よく吸収できる

あさりと小松菜、ミニトマトの豆乳みそ汁

食べやせPOINT 「キレイやせ」には鉄分が大事。あさりの鉄分は豆乳のたんぱく質と一緒にとると吸収率がアップ。

材料（2食分） 調理時間 10分

殻付きあさり（砂抜きしたもの）250g　小松菜 100g　ミニトマト 6個　水 200ml　無調整豆乳 100ml　みそ 大さじ1

作り方

1 小松菜は4cm長さに切り、ミニトマトはへたをとる。
2 鍋に水、あさり、ミニトマトを入れ、ふたをして火にかけ、あさりの殻が開いたら小松菜を加える。
3 豆乳を加え、みそをとき入れ、ひと煮立ちしたらおわんに盛る。

＊あさりからだしが出るので、だし汁は不要

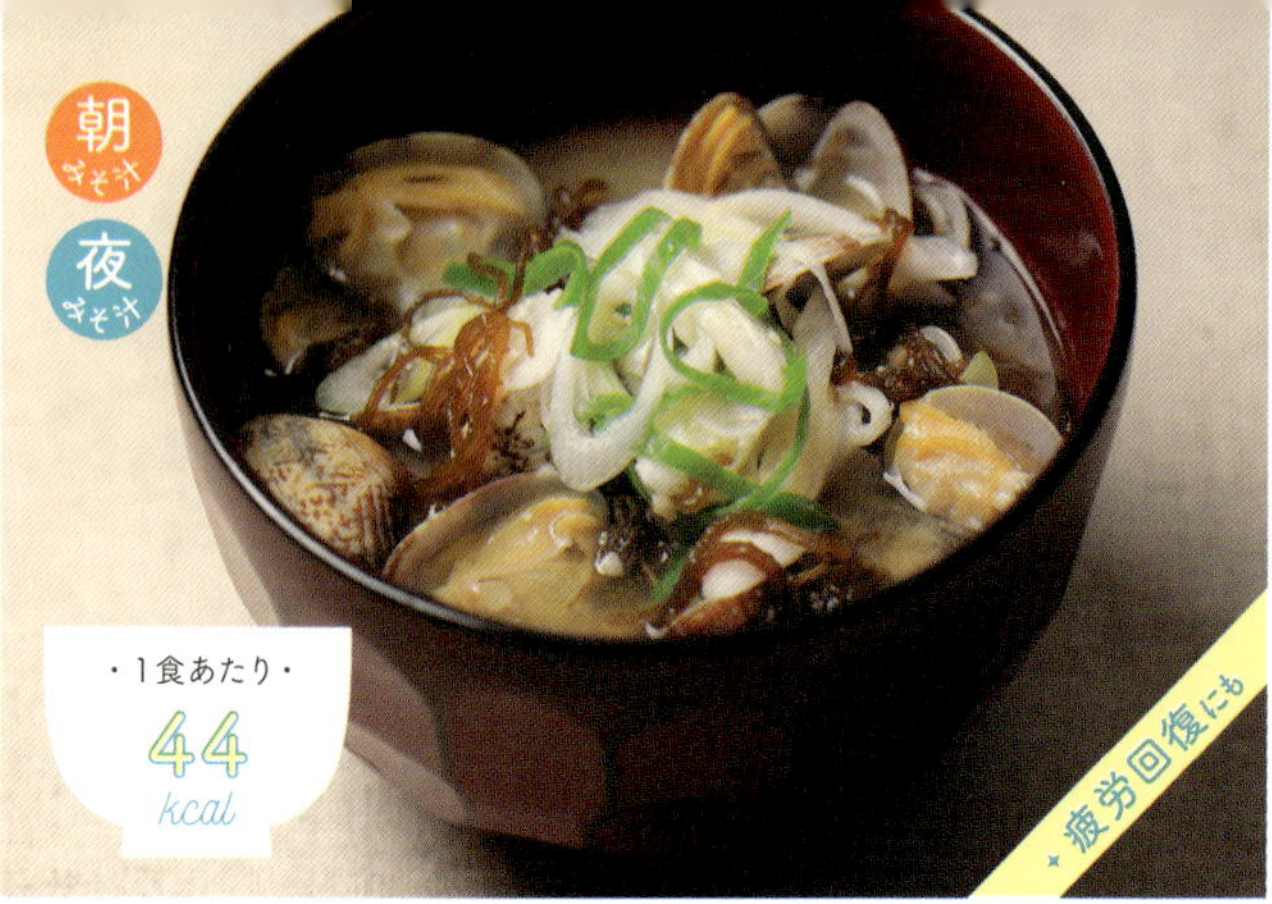

外食が続いたあとに体をリセット

あさりと長ねぎのもずくみそ汁

食べやせPOINT　外食で不足する食物繊維やミネラルを補給。長ねぎにはビタミンCや疲労回復成分のアリシンも。

材料（2食分）　調理時間8分

殻付きあさり（砂抜きしたもの）250g　生もずく 100g
長ねぎ 1本（70g）　水 300ml　みそ 大さじ1

作り方

1 長ねぎはななめうす切りにする。
2 鍋に水、あさり、もずくを入れてふたをして火にかけ、あさりの殻が開いたら長ねぎを加える。
3 みそをとき入れ、ひと煮立ちしたらおわんに盛る。
＊あさりからだしが出るので、だし汁は不要

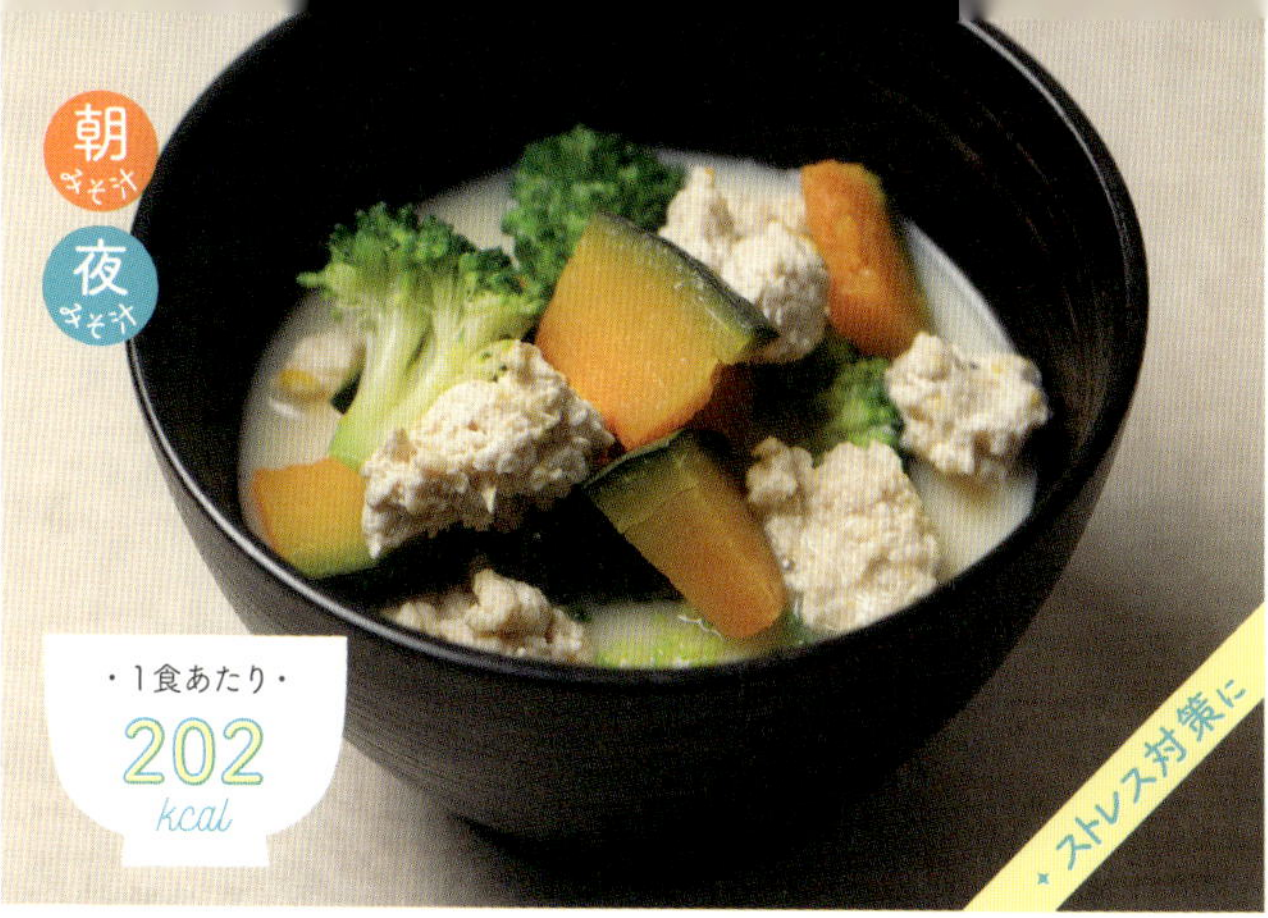
朝
みそ汁
夜
みそ汁
・1食あたり・
202
kcal
ストレス対策に

ビタミンをしっかりとって体イキイキ

鶏ひき肉とかぼちゃの豆乳みそ汁

食べやせPOINT　かぼちゃはビタミンA・C・Eが豊富。ストレスで失われるビタミンCを多く含むブロッコリーをプラス。

材料（2食分）

調理時間 12分

鶏むねひき肉 150g　かぼちゃ 120g　ブロッコリー 100g
だし 200ml　無調整豆乳 100ml　みそ 大さじ1½

作り方

1 かぼちゃは一口大に、ブロッコリーは小房に切り分ける。
2 鍋にだしとかぼちゃを入れ、煮立ってきたら鶏ひき肉をスプーンで一口大にして落とし入れ、アクをすくう。ブロッコリーを加え、ふたをして弱火で4～5分煮る。
3 豆乳を加え、みそをとき入れ、ひと煮立ちしたらおわんに盛る。

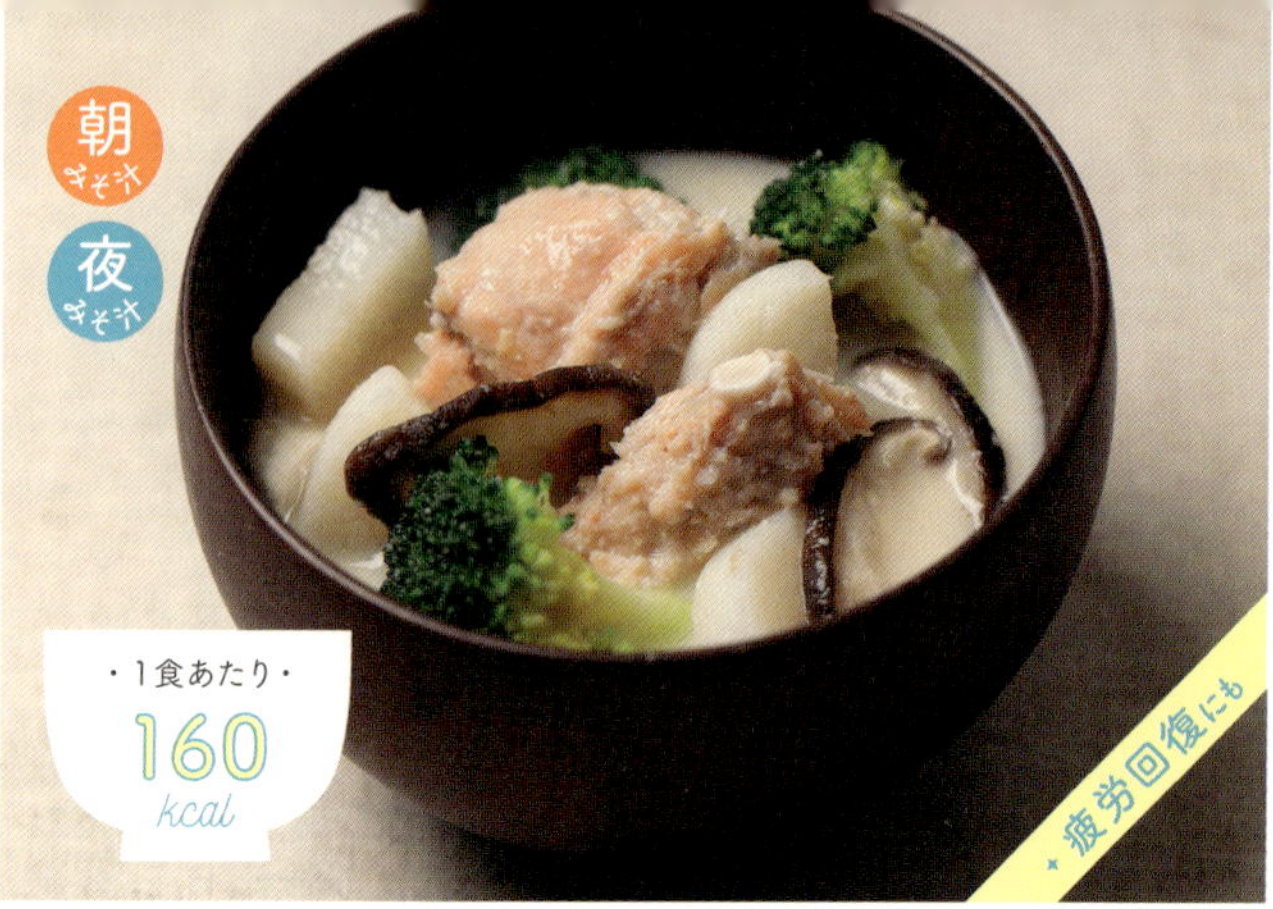
朝
みそ汁
夜
みそ汁
・1食あたり・
160
kcal
疲労回復にも

疲れを吹き飛ばす！

さけ缶と長いもの豆乳みそ汁

食べやせPOINT カルシウム豊富な中骨入りのさけ缶、ビタミンCのブロッコリー、滋養《じよう》強壮作用の長いもで元気に。

材料（2食分） 調理時間 10分

さけ水煮缶（中骨入り）1缶　長いも 100g　ブロッコリー 60g
しいたけ（石づきを除く）2枚　だし 200ml　無調整豆乳 100ml
みそ 大さじ1

作り方

1 長いもは1cm厚さのいちょう切り、ブロッコリーは小房に切り分け、しいたけはうす切りにする。
2 鍋にだし、さけ、1の材料を入れて火にかけ、ふたをして弱火で4～5分煮る。
3 豆乳を加え、みそをとき入れ、ひと煮立ちしたらおわんに盛る。

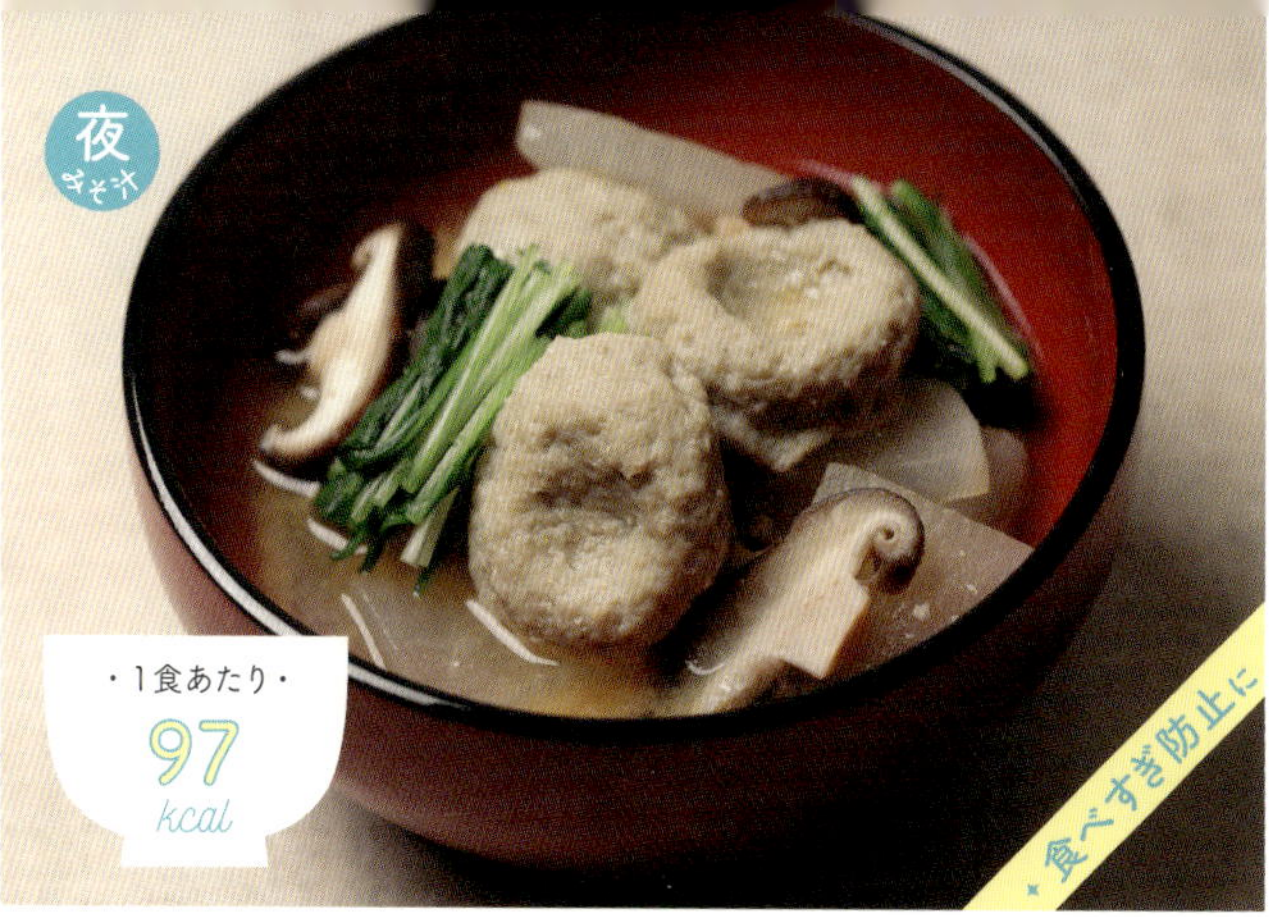
夜
みそ汁
・1食あたり・
97
kcal
食べすぎ防止に

翌朝の目覚めが変わる！

いわしつみれと大根、水菜のみそ汁

食べやせPOINT　夕食にとるたんぱく質は肉より魚がおすすめ。胃腸への負担も軽いので、翌朝の目覚めもスッキリに。

材料（2食分）　調理時間10分

いわしつみれ 6個　大根 120g　水菜 50g　しいたけ（石づきを除く）2枚　だし 300ml　みそ 大さじ1½

作り方

1 大根は5mm厚さのいちょう切り、水菜は4cm長さに切り、しいたけは5mm厚さに切る。
2 鍋にだし、大根、しいたけ、いわしつみれを入れ、ふたをして火にかけ、煮立ってきたら弱火で5～6分煮て、大根がやわらかくなったら水菜を加える。
3 みそをとき入れ、ひと煮立ちしたらおわんに盛る。

夜
みそ汁

冷え解消にも
骨力アップに

「やせ食材」のさばを丸ごと!

さば缶とわけぎのみそ汁

食べやせPOINT　さばの缶詰があれば、ささっと作れる簡単みそ汁。魚の良質のたんぱく質をとることで代謝がアップし、冷え知らずの「温め美人」に。缶汁ごと入れるので、さばのうまみも栄養も全部とれます。

調理時間 8分

材料(2食分)

さば水煮缶 1缶　わけぎ 2本　だし 300ml
みそ 大さじ 1　おろししょうが 小さじ1

作り方

1 わけぎは5mm幅のななめ切りにする。
2 鍋にだし、さば(缶汁ごと)を入れて火にかけ、煮立ってきたらわけぎを加え、さっと煮る。
3 みそをとき入れ、ひと煮立ちしたらおわんに盛り、おろししょうがをのせる。

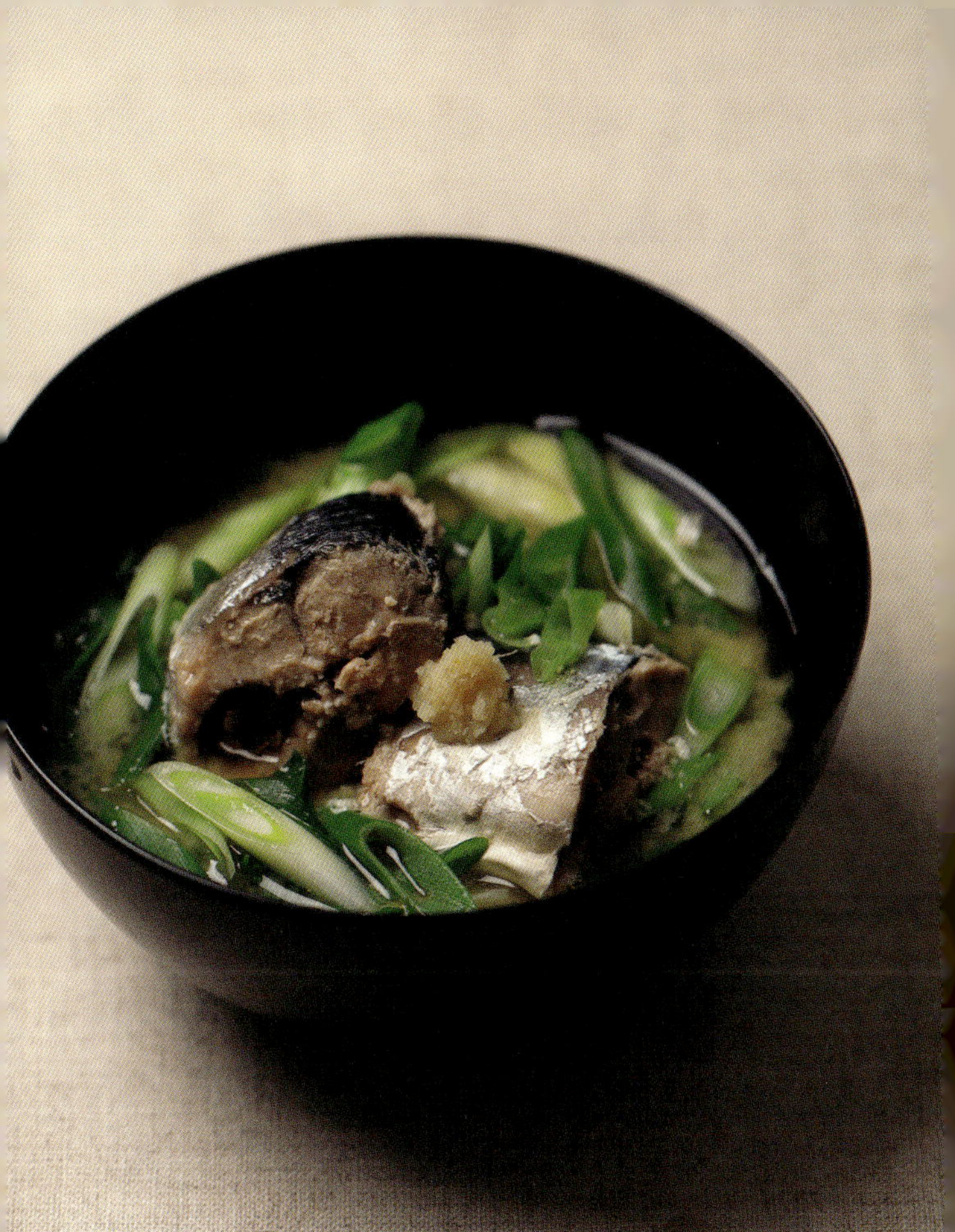

・1食あたり・
220
kcal

たんぱく質	脂質	炭水化物	食物繊維	食塩相当量
22.6g	11.3g	5.2g	1.7g	2g

夜
みそ汁

・便秘解消にも
・ストレス対策に

女性の心身のコンディションを整える

つぶし大豆とブロッコリーの豆乳みそ汁

食べやせPOINT

大豆には女性ホルモンと似た働きをするイソフラボンがたっぷり。女性の心身のコンディションを安定させるみそ汁です。食物繊維たっぷりで便秘の予防もできます。緑黄色野菜のにんじんとブロッコリーを合わせてストレス対策にも！

調理時間15分

材料（2食分）

大豆水煮 120g　ブロッコリー 60g　にんじん 30g
しめじ（石づきを除く）60g　だし 200ml　無調整豆乳 100ml
みそ 大さじ1½

作り方

1 ブロッコリーは小房に切り分け、にんじんは3mm厚さのいちょう切りに、しめじはほぐす。
2 鍋にだし、1の材料を入れてふたをして火にかけ、煮立ってきたら弱火にし、ふたをして3～4分煮る。
3 豆乳、つぶした大豆を加え、みそをとき入れ、ひと煮立ちしたらおわんに盛る。

＊大豆のつぶし方は60ページに

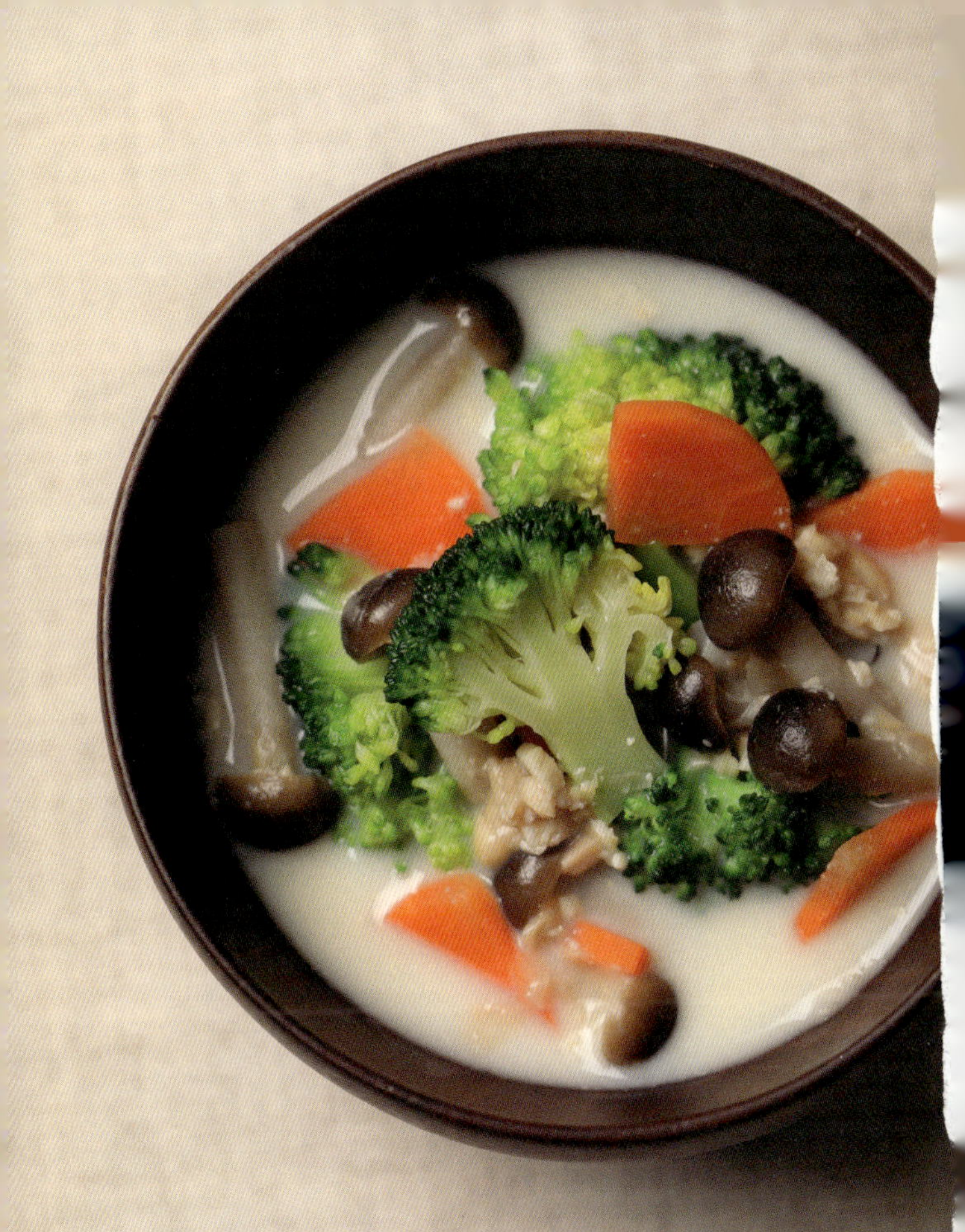

・1食あたり・
154
kcal

たんぱく質	脂質	炭水化物	食物繊維	食塩相当量
13.4g	6.2g	13.7g	7.7g	2g

美肌にも
便秘解消にも

夜
みそ汁

発酵食品のみそと納豆でお腹からキレイに

豆腐と納豆のなめこみそ汁

食べやせPOINT

納豆となめこで、とろっとしたやさしい口あたりのみそ汁です。しかも納豆は、イソフラボンと食物繊維が、しっかりとれます。また、同じ発酵食品のみそとの相性もよく、腸内環境を整えるので肌の調子も上向きになっていきます。

調理時間 8分

材料（2食分）

絹ごし豆腐 150g　にら 1/2わ（50g）　なめこ 1袋
納豆 1パック　だし 300ml　みそ 大さじ1½
七味唐辛子 少々

作り方

1 豆腐は水切りをして1cm角に切り、にらは2cm長さに切る。
2 鍋にだし、なめこを入れて火にかけ、煮立ってきたら豆腐と納豆を入れる。
3 にらを加えてからみそをとき入れ、ひと煮立ちしたらおわんに盛り、七味唐辛子をふる。

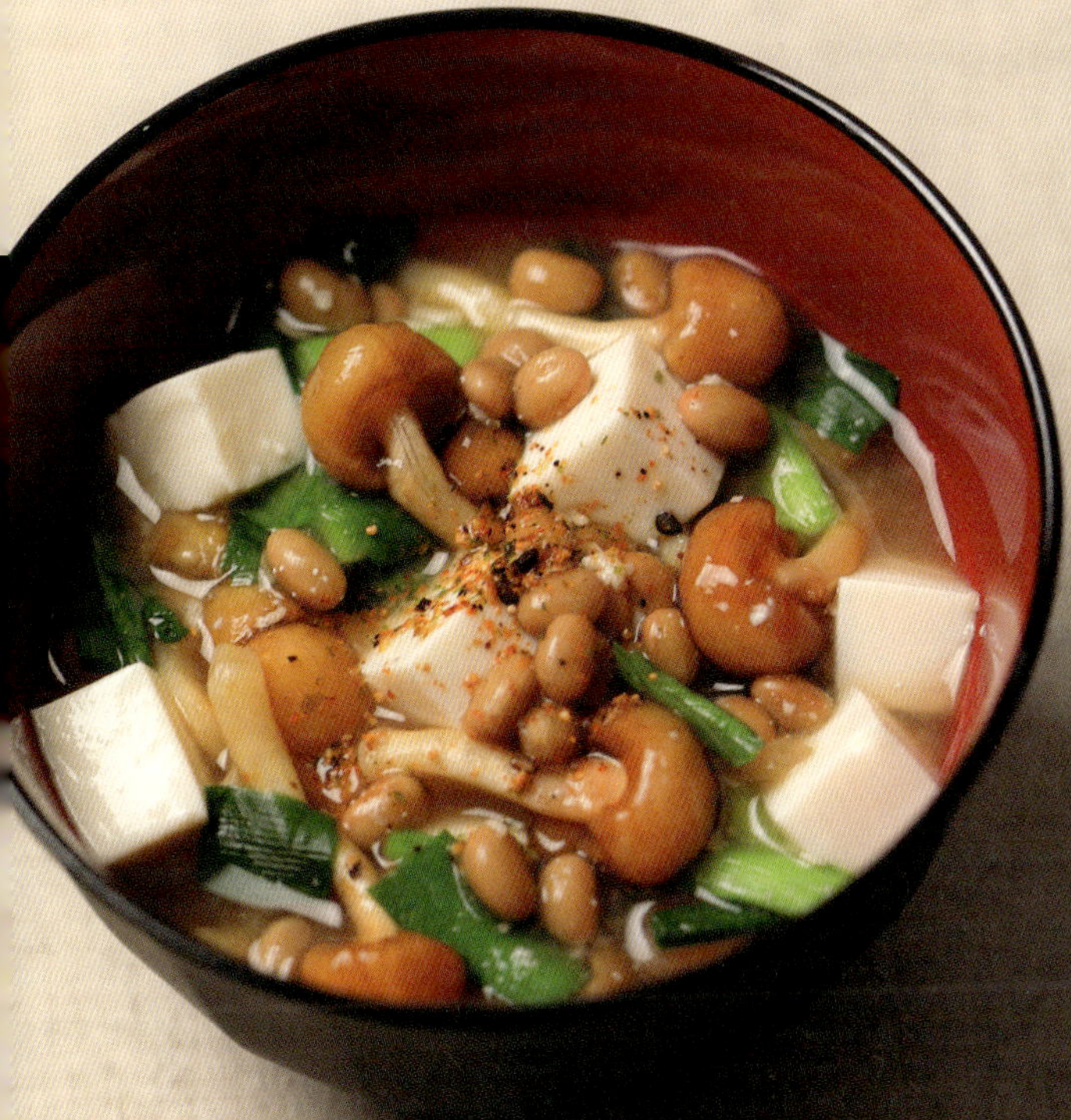

・1食あたり・
131
kcal

たんぱく質	脂質	炭水化物	食物繊維	食塩相当量
10.8g	5.8g	11.2g	5g	1.7g

夜
みそ汁

便秘解消にも
むくみをとる

具だくさんのきのこで、おいしく「食べやせ」

いわしつみれときのこのみそ汁

食べやせPOINT きのこはかみごたえがあるので、早食いにならず、食べすぎを防げます。うれしいことに低カロリー。食物繊維が豊富でお腹もスッキリ。ちなみに、練り製品のつみれは、魚の栄養たっぷりですが、少し塩分多めなのでナトリウムが排出されやすい夜に食べるのがおすすめ。

調理時間 8分

材料（2食分）

いわしつみれ 6個　しめじ（石づきを除く）120g
えのきだけ（石づきを除く）150g　にら 40g　だし 300ml
みそ 大さじ1½

作り方

1 しめじはほぐし、えのきだけは2等分に切ってほぐす。にらは4cm長さに切る。
2 鍋にだし、いわしつみれ、しめじ、えのきだけを入れて火にかけ、ふたをして弱火で3～4分煮て、にらを加えて軽く煮る。
3 みそをとき入れ、ひと煮立ちしたらおわんに盛る。

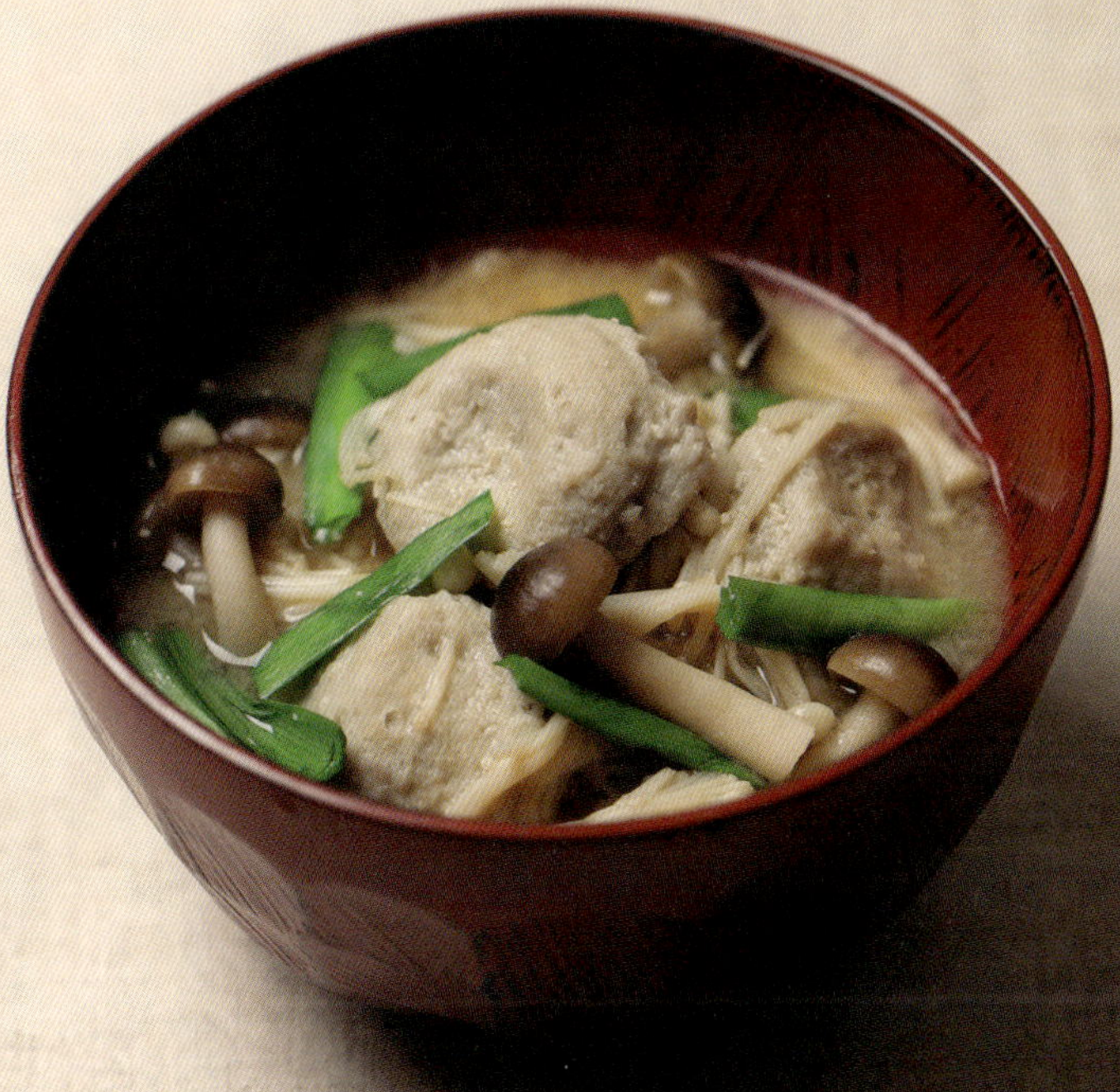

・1食あたり・
109
kcal

たんぱく質	脂質	炭水化物	食物繊維	食塩相当量
11.6g	2.4g	17.2g	6.3g	2.4g

夜
みそ汁

✦美肌にも
✦便秘解消にも

食物繊維をまとめてとれてお腹スッキリ

ごぼうと切り干し大根の豚汁

食べやせPOINT

ごぼうや切り干し大根に含まれる食物繊維は、血糖値の上昇をゆるやかにしてくれるので夕食におすすめしたいみそ汁。発酵食品のみそと合わせて腸も元気に！　腸内環境が整うと、肌も髪もイキイキします。

調理時間 15分

材料（2食分）

豚こま切れ肉 150g　切り干し大根 20g　ごぼう 80g
にんじん 30g　だし 400ml　みそ 大さじ1½
白すりごま 小さじ2　七味唐辛子 少々
＊切り干し大根が水分を吸うので、だしの量を増やす

作り方

1 切り干し大根はさっと洗い、ぬるま湯に4～5分浸してもどし、食べやすい長さに切る。ごぼうは4mm厚さのななめ切り、にんじんは3mm厚さのいちょう切りにする。
2 鍋にだし、ごぼう、にんじんを入れて火にかけ、煮立ってきたら豚肉をほぐして加える。アクをすくい、切り干し大根を加え、ふたをして弱火で8～10分煮る。
3 みそをとき入れ、ひと煮立ちしたらおわんに盛り、すりごま、七味唐辛子をふる。

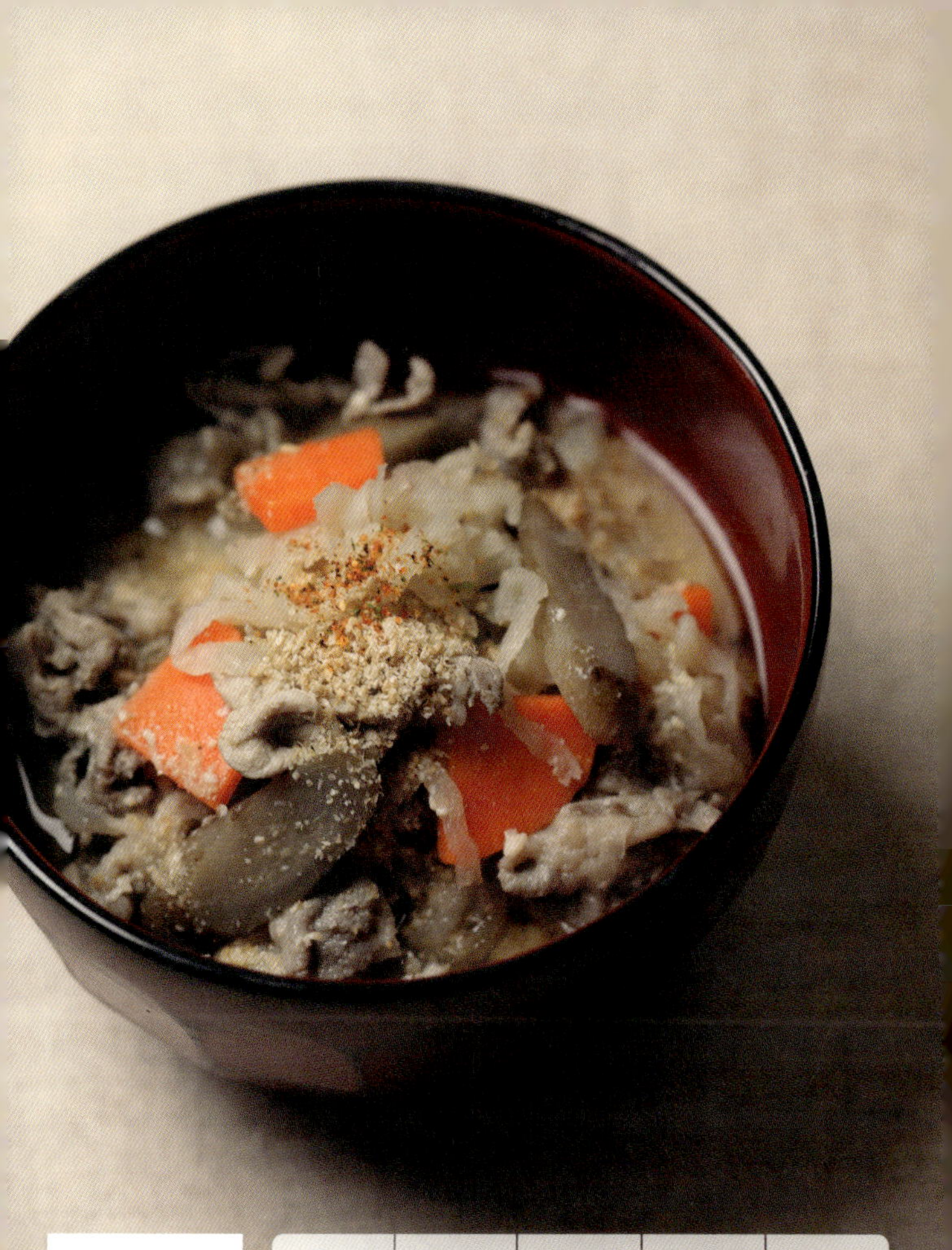

・1食あたり・
288
kcal

たんぱく質	脂質	炭水化物	食物繊維	食塩相当量
16.3g	16.4g	18g	5.8g	1.8g

冷え解消にも
食べすぎ防止に

夜
みそ汁

夜、遅くに食べても太りにくい!

たらと白菜、えのきのみそ汁

食べやせPOINT
胃腸や肝臓をいたわる低脂肪・高たんぱく質のみそ汁です。夜、遅くなったからといって食事を抜くと、かえって太りやすくなります。低カロリーの白菜と、香り豊かなえのきだけで満足感がアップし、「食べやせ」に。

調理時間 10分

材料(2食分)
生だら 2切れ(160g)　白菜 150g
えのきだけ(石づきを除く) 50g　だし 300ml　みそ 大さじ1½

作り方
1 たらは3～4等分に切り、白菜は芯の部分を3cm角、葉は4cm角に切り、えのきだけは2等分に切ってほぐす。
2 鍋にだし、白菜、えのきだけを入れて火にかけ、煮立ってきたら、たらを加え、ふたをして弱火で5分煮る。
3 みそをとき入れ、ひと煮立ちしたらおわんに盛る。

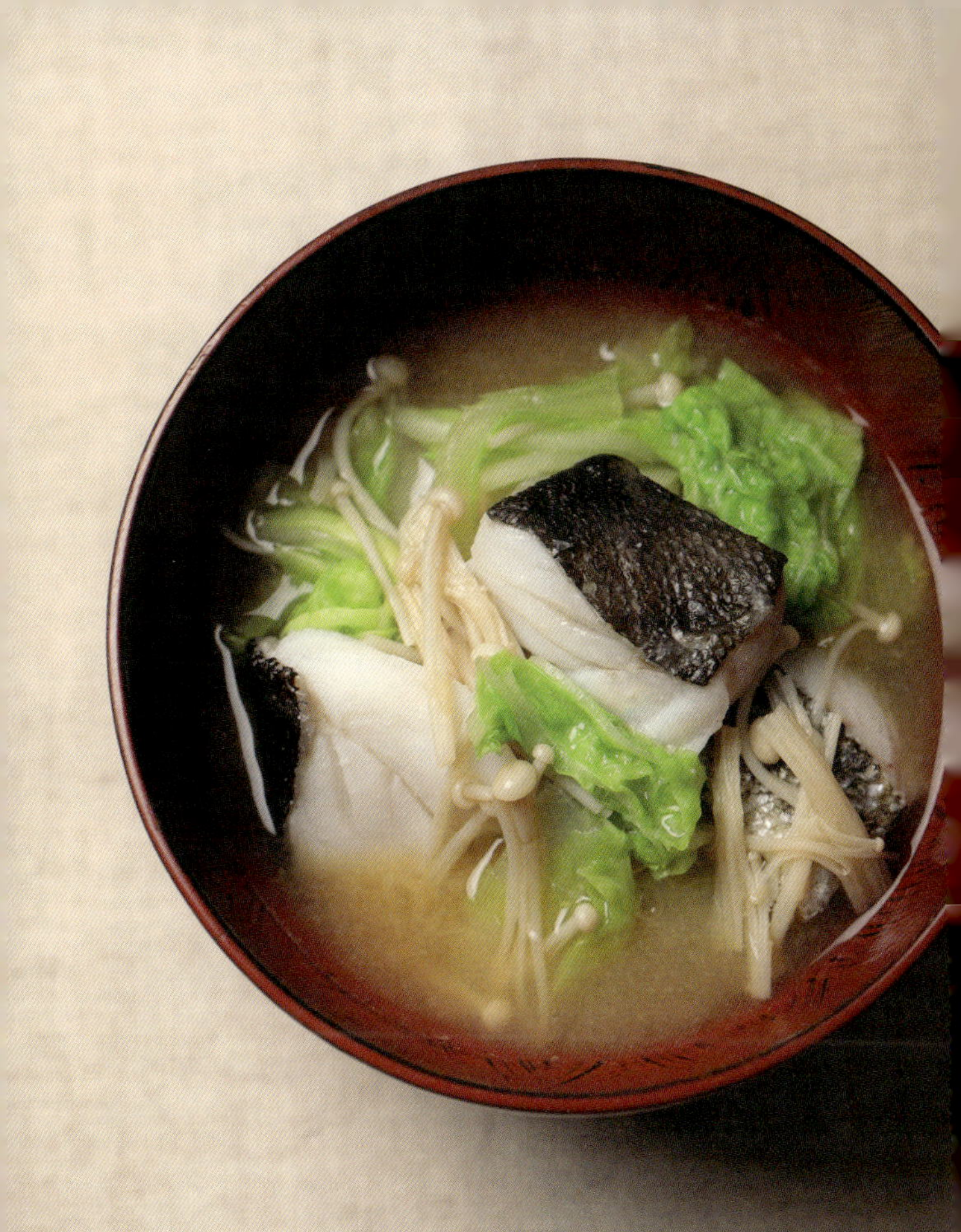

・1食あたり・
105
kcal

たんぱく質	脂質	炭水化物	食物繊維	食塩相当量
17.1g	1.2g	7.4g	2.7g	1.9g

食べすぎ防止に

夜
みそ汁

血糖値の上昇を抑えて「太りにくい体」に

塩ざけとほうれん草のまいたけみそ汁

食べやせPOINT 外食はどうしても肉料理が多くなりがちです。家ではできるだけ魚メニューがおすすめ。まいたけを合わせることで風味もよく食べごたえもあり、血糖値の上昇をゆるやかにして、「太りにくい体」をつくります。

調理時間 10分

材料（2食分）

塩ざけ（甘塩）1～2切れ（100g）　ほうれん草 100g　まいたけ 100g　だし 300ml　みそ 大さじ1

作り方

1 ほうれん草は4cmの長さに切り、まいたけは食べやすい大きさにほぐし、さけは4つに切る。

2 鍋にだし、まいたけを入れて火にかけ、煮立ってきたらさけを加え、再び煮立ってきたらほうれん草を加え、ふたをして弱火で2～3分煮る。

3 みそをとき入れ、ひと煮立ちしたらおわんに盛る。

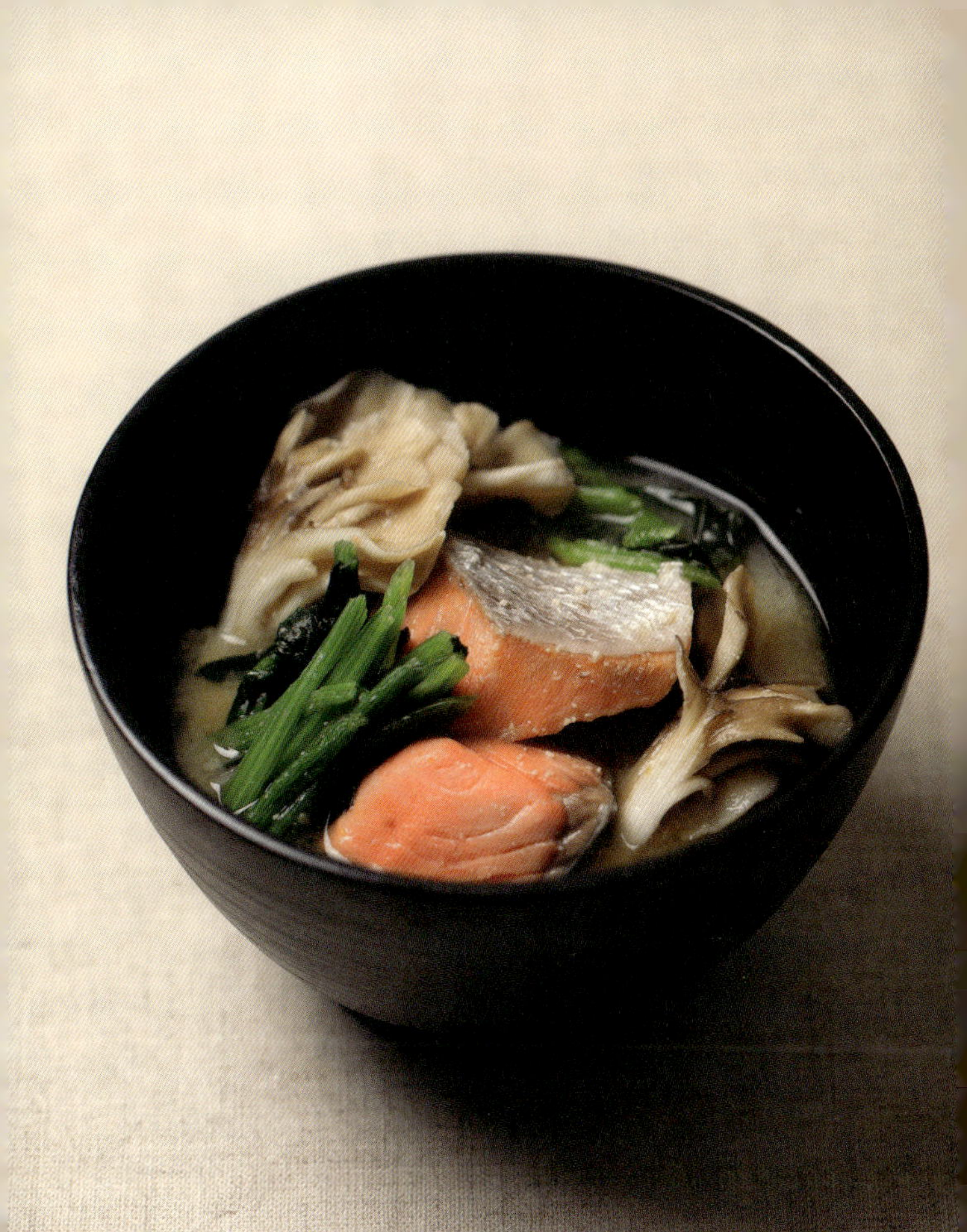

・1食あたり・
136
kcal

たんぱく質	脂質	炭水化物	食物繊維	食塩相当量
15.9g	6.6g	5.1g	3.4g	2.2g

美肌にも パワーチャージに

夜 みそ汁

代謝がアップして、体の中から元気に

つぶし大豆と鶏肉、大根のみそ汁

食べやせPOINT　鶏肉と大豆からたんぱく質をしっかりとるみそ汁です。代謝がしっかりアップするので、やせてキレイになるおすすめの夕食になります。にんじんには美肌づくりに役立つカロテン、ビタミンC、カリウムが多く含まれています。

調理時間 18分

材料（2食分）
大豆水煮 120g　鶏もも肉 150g　大根 250g　にんじん 50g
しいたけ（石づきを除く）2枚　だし 300ml　みそ 大さじ1½

作り方
1 大根は5mm厚さのいちょう切り、にんじんは3mm厚さのいちょう切り、しいたけは4つ割りにする。鶏肉は一口大に切る。
2 鍋にだし、大根、にんじん、しいたけを入れて火にかけ、煮立ってきたら鶏肉を加え、アクをすくい、ふたをして弱火で6～7分煮る。
3 つぶした大豆を加え、みそをとき入れ、ひと煮立ちしたらおわんに盛る。
＊大豆のつぶし方は60ページに

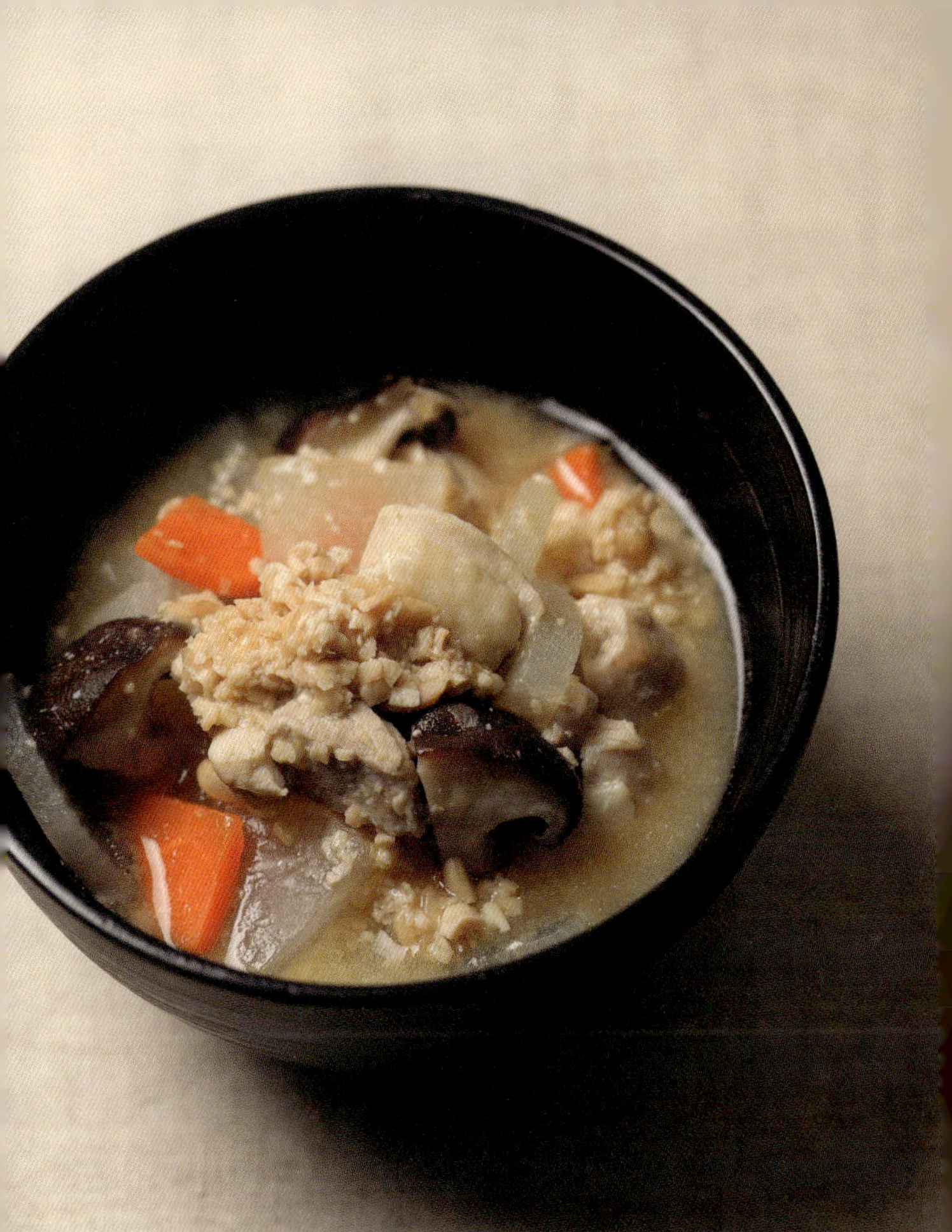

・1食あたり・
295
kcal

たんぱく質	脂質	炭水化物	食物繊維	食塩相当量
22.8g	15.5g	15.7g	7.5g	2.1g

作り方のコツ④

ストックしておくと便利なみそ汁の「食材」

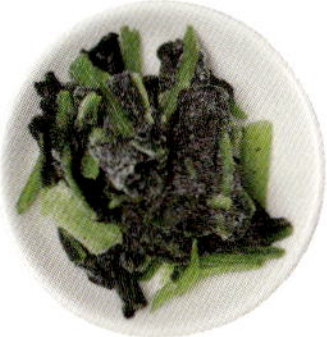

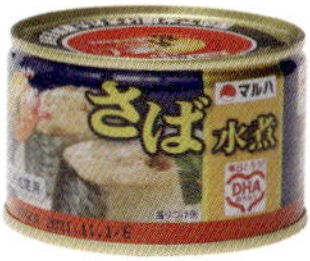

冷凍野菜

冷凍の「ほうれん草」や「かぼちゃ」をそのまま鍋に入れて時短に

缶詰

「魚の水煮缶」や「大豆の缶詰」で良質なたんぱく質を

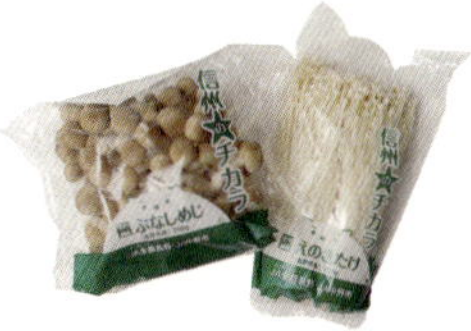

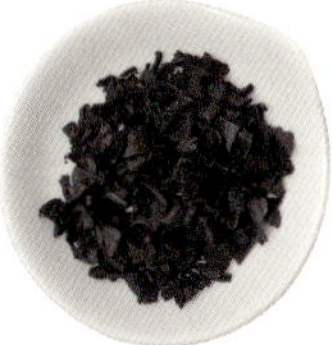

きのこ

低カロリーで食物繊維が豊富

乾物

「乾燥わかめ」や「切り干し大根」でみそ汁のうまみをアップ

5章

このちょっとした「ひと工夫」でいいことがたくさん！

よく聞かれる質問にお答えします

本書で紹介する「やせる！　みそ汁」を、より〈簡単に〉〈おいしく〉〈健康的に〉仕上げるためのちょっとしたコツをお伝えします。

Q インスタントのみそ汁でもいいですか？

A それだけではやせられません。

ダイエット効果が高いみそ汁は、主菜と副菜を兼ねた具だくさんのタイプです。それをごはんと一緒に食べることで、健康的にキレイにやせられるのです。

本書で紹介したレシピは、カロリーや脂質を抑え、たんぱく質をしっかりとることで、ムリなくダイエットできるよう、基本的に3つの食材（16ページ参照）を組み合わせています。

「やせる！みそ汁」とインスタントのみそ汁は、そこに大きな違いがあります。

もしインスタントのみそ汁を食べるときは、できるだけ3つの食材が入るようにしましょう。たとえば、野菜の入ったインスタントみそ汁を選び、それに、さば水煮缶（たんぱく質食品）や、乾燥カットわかめ（海藻）などをプラスするといいですね。

Q いつもは市販の顆粒だしを使っています

A 天然だし生活にトライして楽しみましょう。

簡単・手軽・時短で料理のハードルを下げることも大事なのですが、「やせる! みそ汁」は、主菜と副菜を兼ねているために、材料が多くなります。せっかくこれだけの材料をおいしく食べるなら、天然だしのほうが、断然、味の深みが違ってきます。

「昆布と煮干しの合わせだし」(64ページ参照)は、つけおきするだけで失敗なく誰でも作れます。まとめてとることができるので経済的でもあります。

手間を省きたいときや、時間がないときは、煮干しやかつお節を粉末にした粉だしがおすすめです。湯にといて簡単に使えます。

Q 作る時間がなかなかとれないのですが……

A まずは余裕のある休日に始めてみませんか。

はじめは大変に思うかもしれませんが、本書で取り上げた「やせる！ みそ汁」の作り方はとてもシンプル。「材料を切る」「煮る」「みそをとく」だけの3ステップです。

忙しい人でも負担にならないよう、たとえば、「炒めてから煮る」などの手間がかかるものは入れていません。

まずは1週間、自分のタイプ（22〜23ページ参照）に合わせて、「朝みそ汁」、もしくは「夜みそ汁」にチャレンジしてみれば、コツもつかめ、どんどんおいしく早く作れるようになります。

時間と気持ちに余裕のある休日から、始めてみてはいかがでしょうか。

Q おいしく仕上げるコツはありますか?

A だしが出る材料を先に、香りの野菜は後で。

みそ汁の具は、火が通るのに時間がかかる材料と、肉や根菜など「だし」のような役割をする材料を先に煮ます。

「やせる! みそ汁」は全体的に具が多いので、鍋にはフタをして煮てください。

香りを活かしたい野菜、たとえば、にらやねぎは、あとのほうで加えます。

また、豆乳は分離しやすいので、みそをとき入れる直前に加え、入れたら沸騰させないように気をつけてください。

Q みその入れ方は？

A みそをといて、ひと煮立ちしたら火を止めてください。

みそ汁のおいしさは「香り」にあります。

みそをといてから沸騰させると、その大切な香りが飛んでしまうので、ひと煮立ちしたら火を止めてください。

また、みそ汁がおいしく飲めるのは75℃といわれています。火を止めたらすぐに盛りつけていただきましょう。仕上げにかける一味唐辛子、七味唐辛子、黒こしょうは「吸い口」といいます。みそ汁のアクセントになり、一層おいしくしてくれます。

1章の「1週間プログラム」では、2食分のみそ汁をまとめて作ります。おいしさにこだわるなら、1食分はみそを加える前の段階で取り分けて、翌日は温めたあとにみそを加えるのがおすすめです。

Q みそ汁の塩分は大丈夫ですか？

A みそ汁は1日1杯。そして汁は控えめに。

たしかに、食塩のとりすぎは高血圧や胃がんの原因にもなります。１日にとる食塩は、男性が８g未満、女性７g未満が目標量として定められています（「日本人の食事摂取基準」２０１５年版・厚生労働省発表）。なので、本書ではみそ汁は１日１杯。自分のタイプに合わせて、朝か夜かのどちらかにすることをおすすめしています。

それでも塩分が気になる方は、汁は具が浸かるほどたっぷりではなく、具が「３分の１から半分見えるくらい」の少なめにしておけば心配ありません。そして、とった塩分の排出を助けるカリウムの多い野菜や海藻を具に使うのもポイントです。

ちなみに、本書で紹介するみそ汁の食塩相当量は１・７～２・５gです。ごはんとみそ汁だけで満足できるよう、やや高めになっています。もし、その他のおかずを添える場合は、みそを控えめにするといいですね。

おわりに

忙しい時代だからこそ、ちょっとだけ丁寧に暮らしてほしい……。
「やせる！ みそ汁」のレシピには、そんな思いを込めました。
きちんと食べれば、体も気持ちも安定し、ベスト体調&ベスト体重でいられます。
この本との出会いがそのスタートになれば、この上なくうれしいことです。
自分の体と食事に正しく目を向けることで、今よりもっと心地よく生きられます。

この本を執筆中の昨年暮れに母が旅立ちました。
私の母は、家族やまわりの人においしい料理をふるまって笑顔にするのが大好きで、作ることに大きなエネルギーを使ってきた人でした。

混ぜごはん、栗ごはん、白和《あ》え……。どの料理も本当においしかった！

朝食に、焼きたてのパンに熱々のカスタードクリームを添えて出してくれたり、オーブンのない時代に、フライパンでピザを焼いてくれたりしたことも。学校から帰ると、クレープやシュークリーム、蒸しパンと、当時としてはめずらしいおやつで迎えてくれました。

「人生80年で赤ちゃん時代も入れてたったの8万7600食なんだよ。1食もムダに食べてはいけない」と、病床でしみじみと言うのです。

それを聞いて、私は8万食もあるのか、と思ったのですが、母は「たったの」と言います。これが、1食1食を大事にする精神なのだと改めて感じました。


みなさんも作ることに慣れてきたら、休日はちょっと手をかけて、自分もまわりの人も幸せになる料理を作ってみましょう。

お子さんがいらっしゃる方は、ぜひ家族で食卓を囲んでください。幼少期の楽しい食卓の記憶は、生きる力になります。調理方法まで教えなくても、その記憶があれば、いつか、自分も作ってみよう、家族に作ってあげようという気持ちになるでしょう。

「おいしく食べることは本当に大事ね。美和ちゃん、いい仕事に就《つ》いたね」といつも励ましてくれました。

この本は最愛の母に捧げます。母は、何ごとも一所懸命、全力で取り組む人でした。母から受けとったバトンを次の世代につなげられるよう、きちんと作ってしっかり食べて、私自身もエネルギーに満ちあふれた人であり続けたいと思います。

この本で紹介したレシピは、スタッフ全員で考え、何度も試食して作り上げました。いつも私を支えてくれるスタッフに感謝し、これからも一緒に「食コンディショニング®」でイキイキ豊かな人生を送れる人を増やしていきたいと思います。

小島美和子

主な食材別の索引

食コンディショニング®は有限会社クオリティライフサービスの登録商標です

レシピ制作／クオリティライフサービス・クッキングディレクター南沢絵里

撮影／小山幸彦　編集協力／大久保朱夏

本書は、本文庫のために書き下ろされたものです。

おいしく食《た》べて
「やせる！　みそ汁《しる》」

著者　小島美和子（おしま・みわこ）
発行者　押鐘太陽
発行所　株式会社三笠書房
〒102-0072 東京都千代田区飯田橋3-3-1
電話　03-5226-5734（営業部）03-5226-5731（編集部）
http://www.mikasashobo.co.jp
印刷　誠宏印刷
製本　ナショナル製本

 ISBN978-4-8379-6890-0 C0130

王様文庫

1週間でお腹からスッキリやせる食べ方

小島美和子

1週間後のウエストに感動!? 大切なのは「体重」よりも「体型」！「脂肪がどんどん燃えるからだ」に！ ＊朝食には「米＋卵」 ＊肉は「こまめに」食べる ＊夜遅くなっても夕食は抜かない！ 体調改善、疲れにくい、肌がうるおうなど、いいこと続々！

1週間で体調がグンとよくなる食べ方

小島美和子

「何を食べるか」よりも「いつ食べるか」「どう食べるか」が大事 ＊お腹は「空きすぎ」でも「満腹」でもダメ ＊食べ過ぎた翌日に「リセット朝食」を ＊意外と知らない「カロリー制限」のワナ ……朝スッキリ、昼集中、夜グッスリの毎日に変わる！

何かと忙しい女性の「疲れ」がカンタンにとれる本

石原新菜

仕事の合間に、家事をしながら、ちょっとしたコツで疲労回復！ ◎肩がコチコチになったら背中の真ん中に「貼るカイロ」 ◎体が甘いものを欲しがるときは「カカオ70％チョコ」 ◎最高にホッとできる「3・3・3入浴法」 体も気持ちもグッと楽に！

K30480